中小学性教育系列丛书

You&Me
你我伙伴

你好，青春期

中学生性教育成长手册

主编 马迎华　副主编 李红艳　张耀华

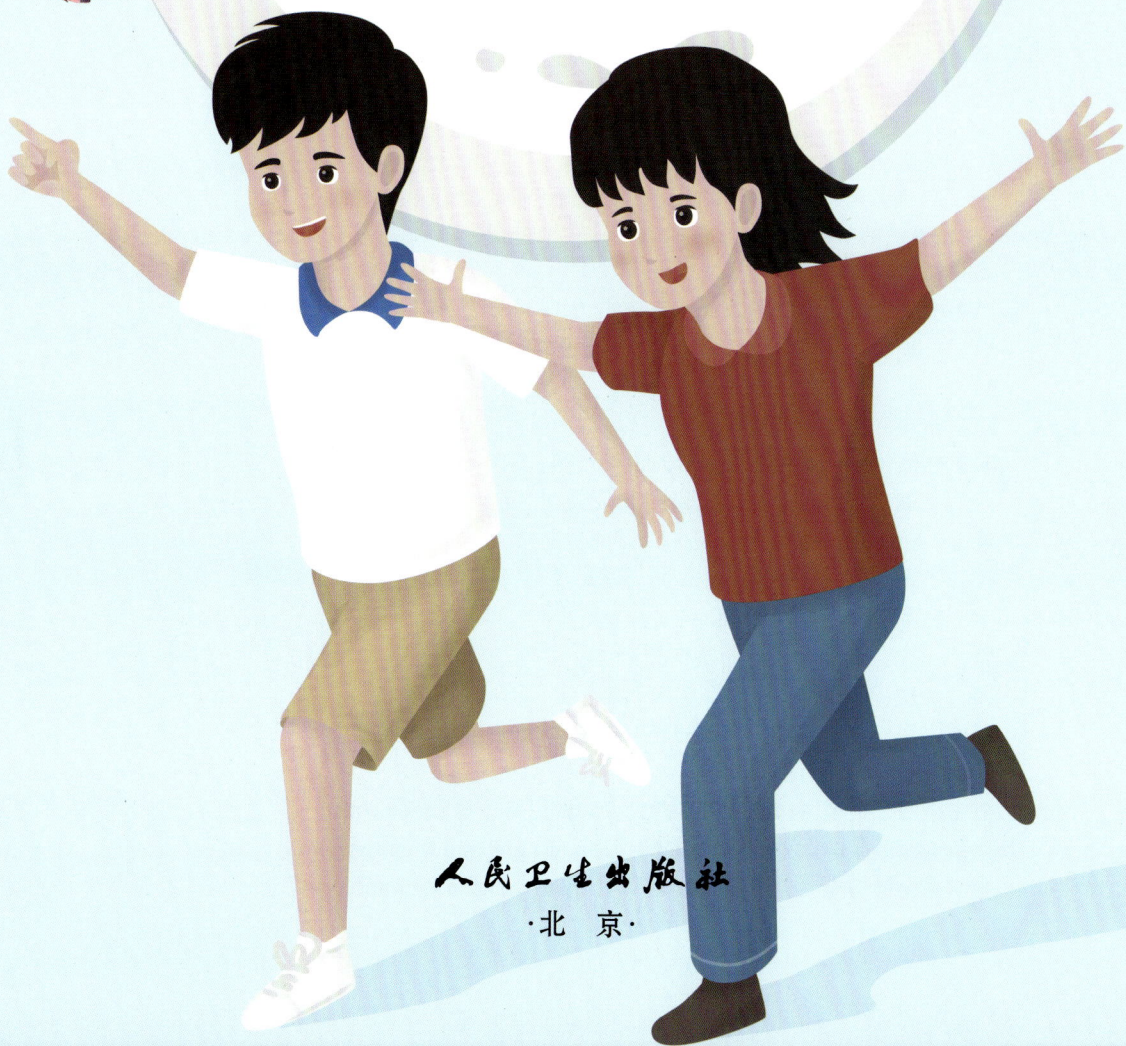

人民卫生出版社
·北京·

图书在版编目（CIP）数据

你好，青春期：中学生性教育成长手册 / 马迎华主编 . —北京：人民卫生出版社，2023.12（2025.4重印）
ISBN 978-7-117-35752-4

Ⅰ.①你… Ⅱ.①马… Ⅲ.①中学生—性教育 Ⅳ.①G479

中国国家版本馆CIP数据核字（2024）第007433号

| 人卫智网 | www.ipmph.com | 医学教育、学术、考试、健康，购书智慧智能综合服务平台 |
| 人卫官网 | www.pmph.com | 人卫官方资讯发布平台 |

你好，青春期：
中学生性教育成长手册
Nihao Qingchunqi:
Zhongxuesheng Xingjiaoyu Chengzhang Shouce

主　　编：马迎华
出版发行：人民卫生出版社（中继线 010-59780011）
地　　址：北京市朝阳区潘家园南里 19 号
邮　　编：100021
E - mail：pmph @ pmph.com
购书热线：010-59787592　010-59787584　010-65264830
印　　刷：天津市银博印刷集团有限公司
经　　销：新华书店
开　　本：787 × 1092　1/16　　印张：5.5
字　　数：59 千字
版　　次：2023 年 12 月第 1 版
印　　次：2025 年 4 月第 3 次印刷
标准书号：ISBN 978-7-117-35752-4
定　　价：35.00 元
打击盗版举报电话：**010-59787491　E-mail：WQ @ pmph.com**
质量问题联系电话：**010-59787234　E-mail：zhiliang @ pmph.com**
数字融合服务电话：**4001118166　E-mail：zengzhi @ pmph.com**

编委会

主　编

马迎华

副主编

李红艳　　张耀华

编　委

（按姓氏笔画排序）

王龙玺　　叶文婷　　包甜甜　　朱争艳

乔光莉　　刘　莹　　何碧宜　　黄丽娟

黄思哲　　黄焕婷　　焦　锋

排版设计

李泓毅

编写说明

党和政府高度重视儿童青少年的健康成长和未成年人保护工作。2021年6月1日开始实施的《中华人民共和国未成年人保护法》（2020年第二次修订版）在第三章"学校保护"第四十条当中明确提出"学校、幼儿园应当对未成年人开展适合其年龄的性教育，提高未成年人防范性侵害、性骚扰的自我保护意识和能力"。

促进儿童青少年接受性教育意义重大。通过学习性教育课程，能够培养儿童青少年主动学习性与生殖健康知识和技能，懂得维护自身权益；全面思考自己的行为是如何影响自己和他人幸福的；帮助儿童青少年建立互相尊重的社会关系，学会做出负责任的选择；最终享有积极、健康、快乐、幸福的生活。

为了贯彻党和政府对儿童青少年健康成长和未成年人保护工作的系列要求，"你我伙伴"儿童性教育课堂公益项目组织从事性教育工作的专家和学者、一线教师代表、社会工作者代表，以《中小学健康教育指导纲要》《生命安全与健康教育进中小学课程教材指南》《国际性教育技术指导纲要》为依据编写了《你好，青春期：中学生性教育成长手册》。

本项目已在全国范围内的3500多所学校开展试点，超过350万儿童青少年获益。为了使更多儿童青少年从中受益，根据前期试点中收集的反馈，编委会再次对书稿内容进行了修改和审定，力求科学性、严谨性、趣味性。本书适合12～18岁的中学生自主阅读，也适合作为教师在学校实施性教育课程的辅助读物，同时还可以作为课后读物供儿童青少年在课余时间阅读。

　　本书在编写过程中还存在诸多未完善之处，如您在阅读和实践中有任何意见和建议，欢迎反馈。希望本书能够为更多儿童青少年带去科学的性教育知识，助力他们学好这堂人生必修课，拥有一个健康、幸福、快乐的美好人生。

编者

2023 年 9 月

◆ 开篇语

　　"劝君莫惜金缕衣，劝君惜取少年时。"

　　古往今来，青春的美好是不同艺术形式所表达的永恒主题。正如诗中所写的那样，人生真正应该爱惜的，就是这美好的少年时光。青春期是生命发展的必经历程，在这段时间里，每位青少年将面对成长的烦恼，迎接身体的变化，萌生对他人的好感，和志趣相投的人做朋友，逐渐享受独立自主的感觉。

　　同时，"性"这个似乎因神秘而很少被正式提及的话题也开始进入每位青少年的视野。你会好奇"月经和遗精是怎么回事"，会为"青春痘"而烦恼；你也会困惑"自慰是不是一种正常的行为"，不明白"爱情究竟是什么"。随着年龄的增长，你也需要了解并学会应对"性"可能带来的消极影响，例如"意外怀孕""艾滋病"等。

　　其实，"性"伴随着每个人的一生，学习和了解"性"，才能更加了解自己，学习如何与他人相处，在遇到问题的时候才能做出积极健康的选择。希望这本书能够像你成长过程中边走边聊的亲密伙伴，向你解读青春期的奥秘，听你诉说烦恼和秘密。

　　本书是为看似漫长实则短暂的美好青春期准备的必读"礼物"，如果在阅读过程中遇到问题，你可以和朋友、老师、家长一起讨论探索。相信，在所信赖的人的陪伴和关爱下，你一定能平稳地度过青春期，成为更好的自己。

　　祝你身心健康，快乐成长！

你的小伙伴

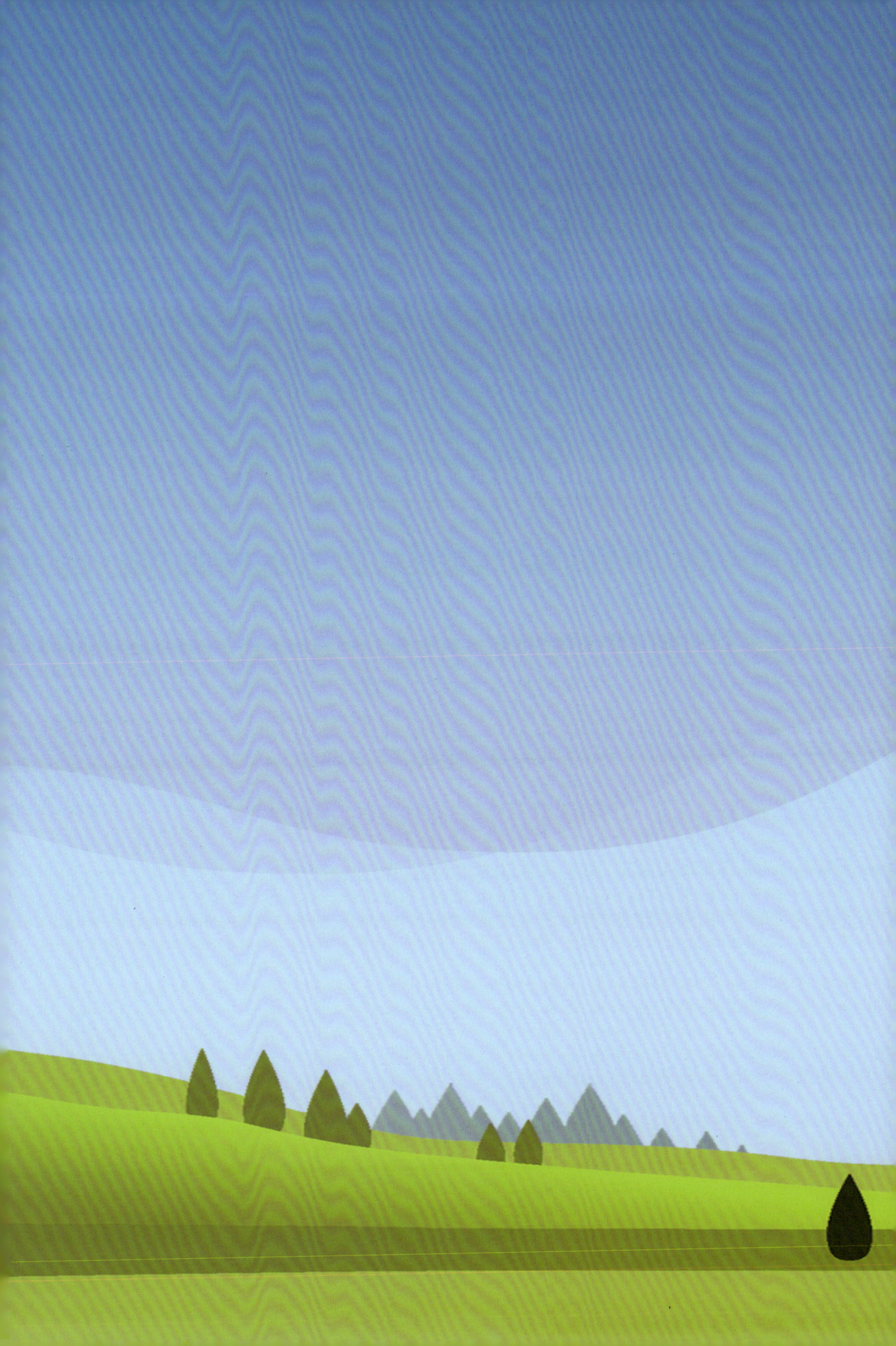

目录

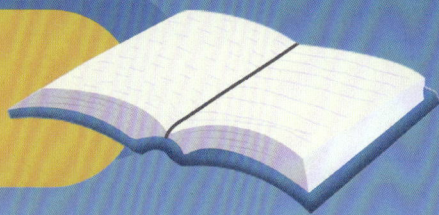

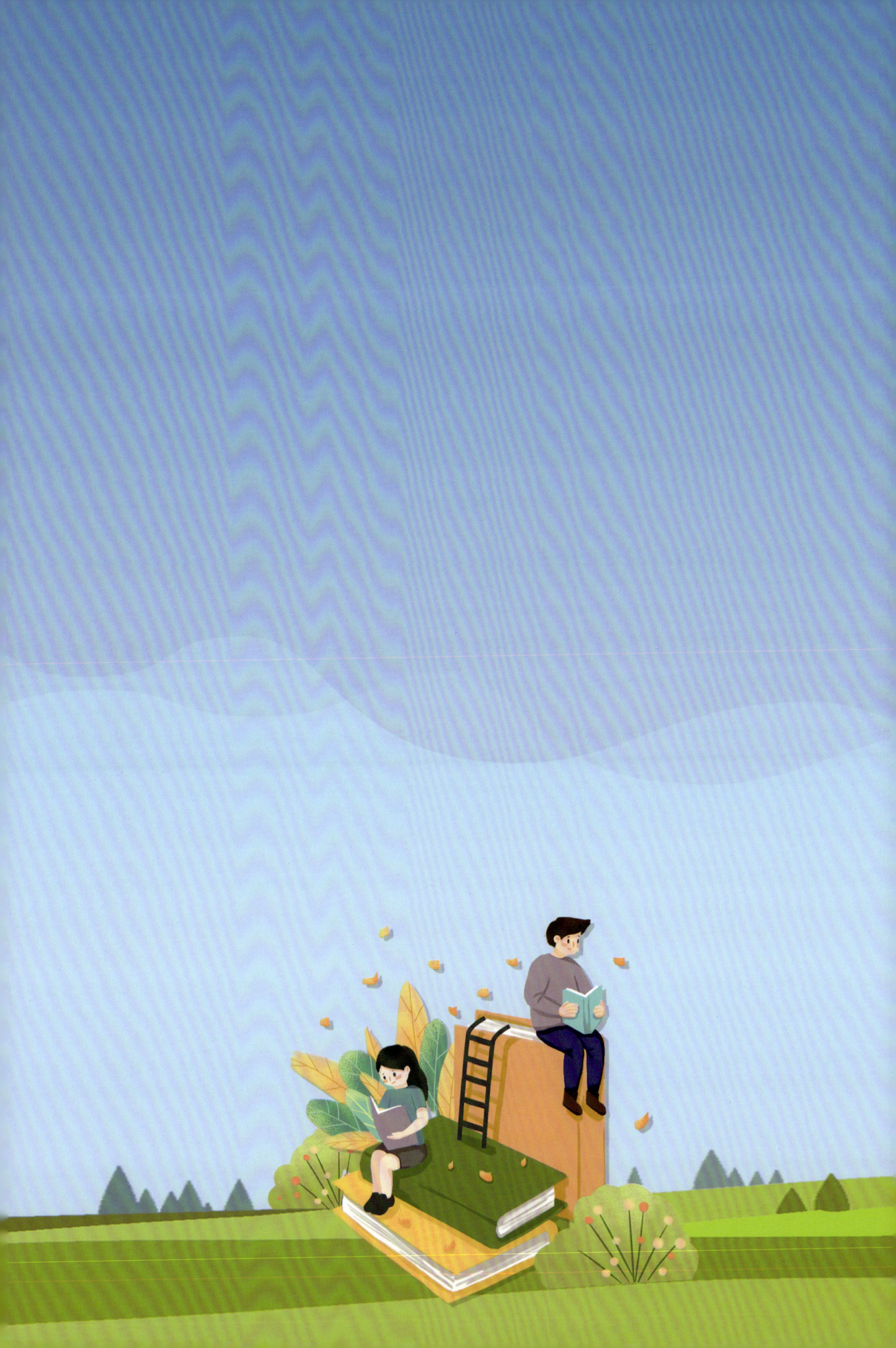

第一节

全面认识"性"

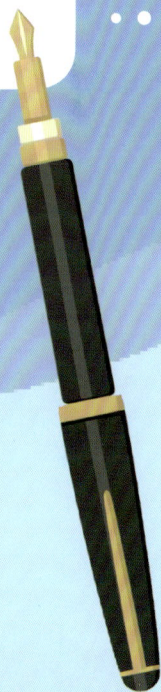

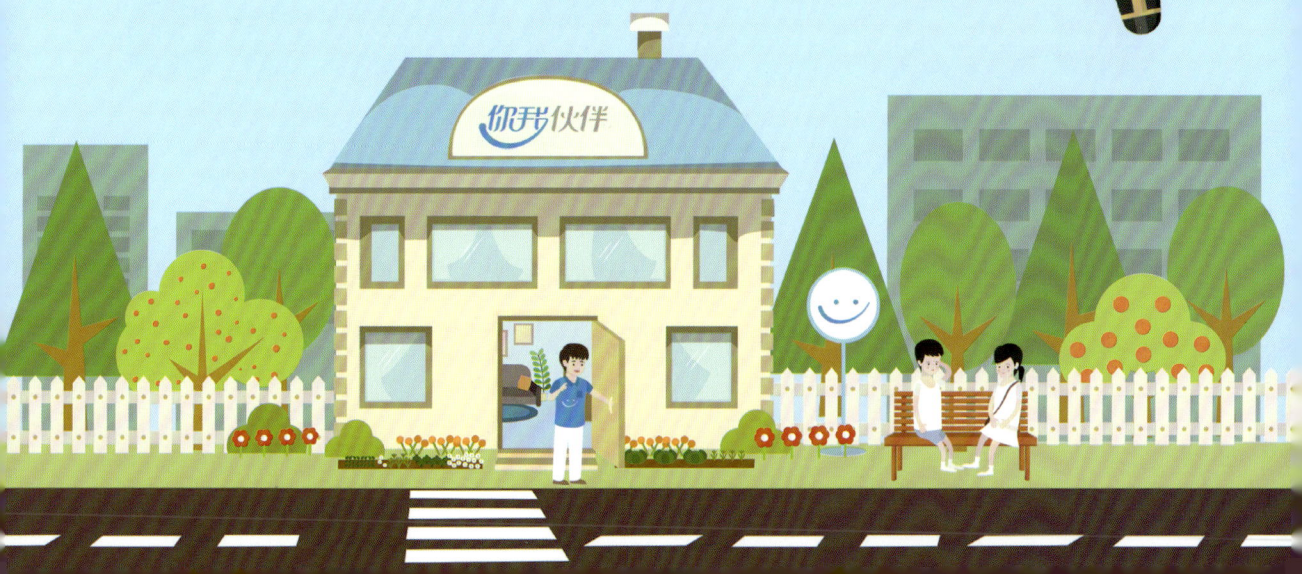

你知道什么是"性"吗

性是生命的基本属性，也是人类感官和精神体验不可缺少的部分；性伴随着每个人的一生，无论年龄、性别、性倾向、健康状况等，每个人都会从不同角度感受到自身与性的联结。

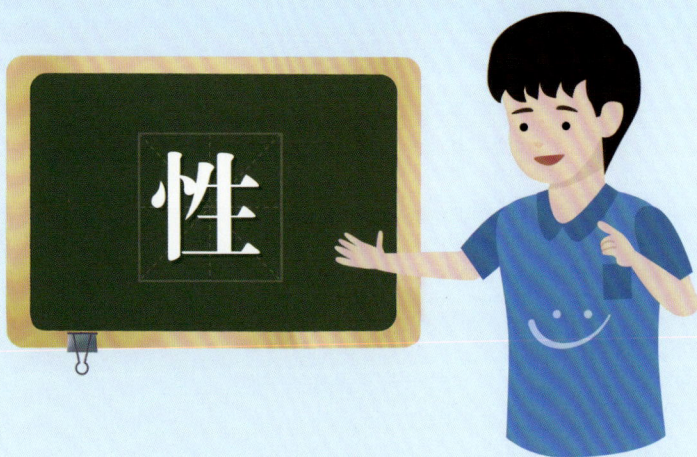

"性"能带来什么

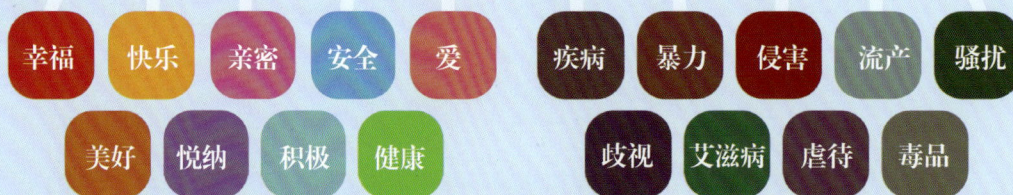

幸福	快乐	亲密	安全	爱		疾病	暴力	侵害	流产	骚扰
美好	悦纳	积极	健康			歧视	艾滋病	虐待	毒品	

人们通过学习和交流可以更加客观、全面地认知性，使其呈现积极的一面，避免消极的结果，进而使生活变得更加健康、美好。

性观念是怎么形成的

　　人们与性相关的一切,受到生物、社会等诸多因素的影响,这些因素共同影响了人们对性的认识和行为。

　　个体和社会的性观念以及人们对性的态度不是固定不变的,会因为生活的环境、掌握的知识、人与人的交流等诸多因素而改变。

世界是多姿多彩的

　　人类社会充满了多样性,在性、性别、性倾向等方面也一样。一些行为、生活方式被社会多数人所接受,构成了主流,而少数人因为先天、后天等原因主动或被动选择了与主流不同的行为或生活方式。只要不对他人产生伤害,社会应该在法律、制度和文化上保障人们的权利并尊重人们的选择,让每个人都有生存发展的机会和空间。

对性教育不要害羞

　　性教育和语文、数学、英语等学科教育一样,都是每个人需要学习和掌握的课程。性教育不只是性行为的教育,还是帮助人们更加了解自我、学会尊重他人的教育,包含生理、心理、社会文化等多方面内容,也会根据文化、环境、宗教、社会发展等不同因素有不同的标准。

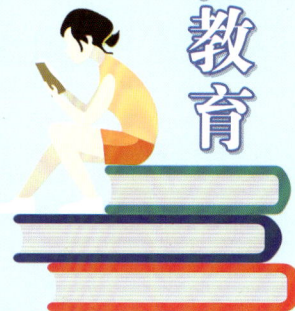

性教育

性是生命的基本组成部分

人们在性欲望、性幻想、性态度、性倾向以及性行为上都具有极大的差异性。

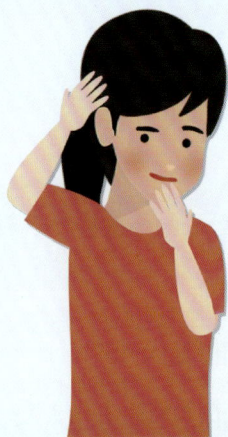

最近老想些奇怪的事，我怎么了？

任何性别、任何年龄段对性有没有需求、需求强不强烈，都是正常的。

人们对性行为的认识有所不同，一些人认为男性阴茎勃起后插入女性的阴道是性行为，一些人认为口交、肛交属于性行为，一些人认为爱抚、亲吻也属于性行为。这些观念受家庭环境、教育、社会文化等因素影响很大。

不论是什么人群，都会有自然的性需求。视力、听力以及身心障碍人群的性需求，也需要社会的尊重。每个人可以根据自己的实际情况，定位对性的期望，寻找伴侣，探索适合自己的性行为模式。

第二节

性别平等

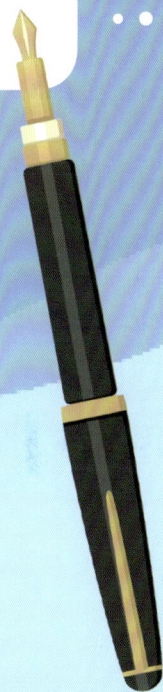
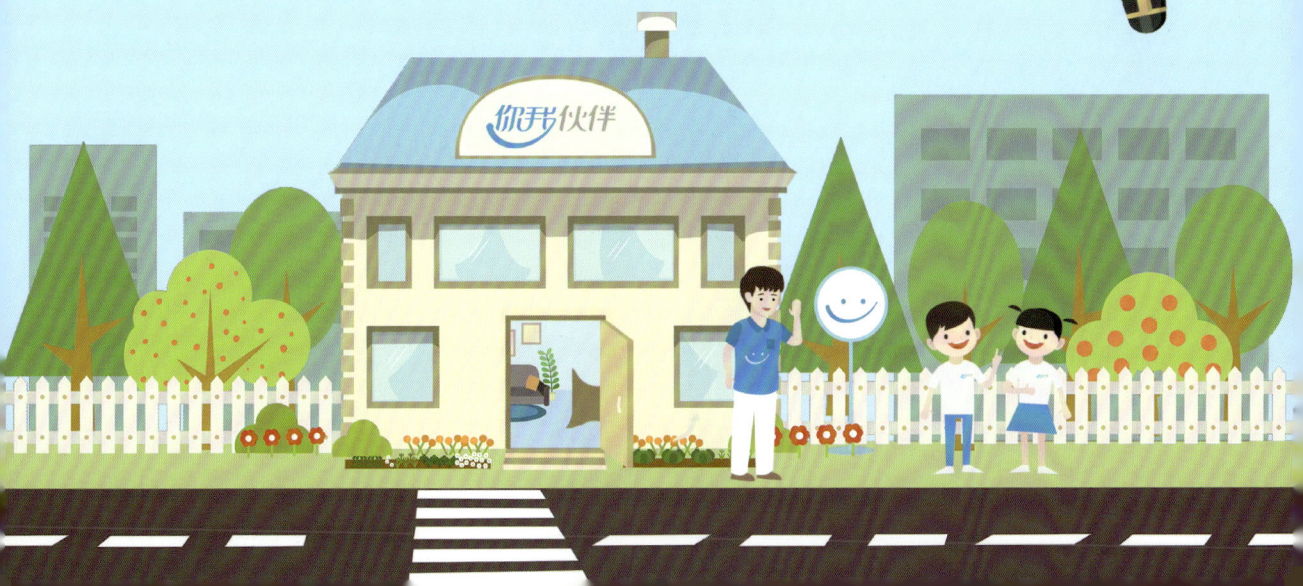

生理性别和社会性别

生理性别（通过生殖器官判定）

因为基因产生的生理学差异，由性染色体、性腺和性激素等因素综合决定，一般分为男性或女性。

★ 少数人拥有非典型的生殖系统，例如同时有卵巢和未发育的阴茎。一些人通过治疗或手术进行改变，也有人会保持原生状态。

社会性别（由社会文化塑造）

社会文化对不同性别的气质、角色、分工、行为与责任产生不同的期待和规范。这些期待和规范可能包括某种性别应当在家庭、社群和工作场所承担什么样的角色，表现出什么样的性格特质，产生什么样的社会价值，有怎样的行为，占有多少资源等。例如，一些人认为，男性应该挣钱养家，女性应该承担更多的家务；许多人一说到飞行员、体育老师通常会想到男性，说到护士会想到女性。社会性别会因不同的地区、历史、文化有不同的内涵和形式。

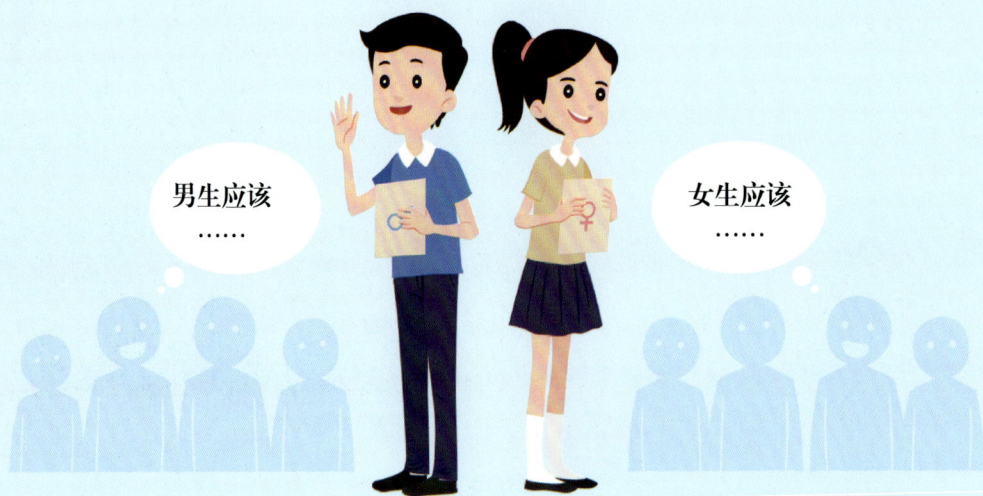

男生应该
……

女生应该
……

来看看性别是怎样"被社会化"的

类 型	男 生	女 生
名字	强、光、刚、龙	丹、婷、静、雅
玩具	变形金刚、汽车	毛绒玩具、芭比娃娃
服装	蓝色、黑色、灰色等深色	红色、粉色等鲜艳颜色
运动	足球、篮球	跳皮筋、踢毽子
专业	理科	文科
职业	企业负责人、银行家、工程师	护士、秘书、幼儿园老师

这些都是对的吗 ❓

社会性别深刻塑造着人们的行为。例如，一些人在发现怀了女孩后选择终止妊娠（这是错误的和被法律明文禁止的）。一些人依据性别为新生婴儿取不同类型的名字，这些名字代表了对男性和女性不同的期待。

由于性别不同，儿童可能得到不同颜色、种类的衣物和玩具，在学校和家庭中得到的教养方式和评价也不同。例如，一些家庭会给男孩买玩具车，给女孩买洋娃娃；希望男孩坚强、不允许他们哭泣，要求女孩温柔文静；一些老师认为男孩学习数学的能力比女孩强等。

在成年期，一些家庭在分配财产时，不能公平对待儿子和女儿。男性可能被赋予更多的社会公共责任，女性则被要求承担更多家庭领域的责任。社会性别对人们行为的塑造可能会限制个体的选择和发展，影响人们对性的认识和行为。

常见的描述男女特点的词语

男 生	女 生
勇敢、高大、阳光	温柔、可爱、善良
有力量感、坚强、老实	善解人意、细心
不服输、责任心强	文静、贤惠、端庄
稳重、幽默感、阳刚	长发飘飘、慈祥、优雅
长胡子、顶天立地、喉结突出	安分守己、有子宫、胸部发育

想一想

哪些是社会文化造成的？

哪些词可以被替换？

哪些是真正的性别差异？

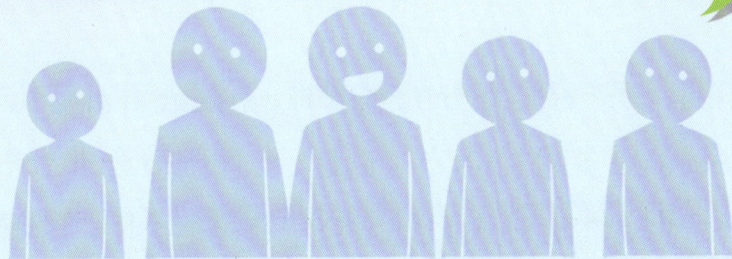

性别多元

性别认同（又称"性别身份"）是指人在心理上和情感上认为自己属于某种性别。大部分人的性别认同与生理性别一致，少数人不一致，由此可能产生性别焦虑。有些受性别焦虑困扰的人会选择通过性别重置完成性别转换。关于性别重置技术，我们国家有明确的管理规范。

性别气质是指人所表现出的稳定的与性别相关的特征，如衣着打扮、行为举止、兴趣爱好等。

性倾向是指一个人在性和情感上被某种性别所吸引。

性别认同是心理感受，性别气质是外在表现。性别认同和性别气质不一定相同。

生理性别、性别认同、性别气质、性行为之间没有必然联系。例如，有些男性在性别气质上偏"女性"，也有些女性在性别气质上偏"男性"，但这并不意味着他们在性和情感上会被同性吸引。人们习惯于将性别气质等同于性别认同或性倾向，这可能导致偏见甚至歧视。青春期出现性倾向和性别认同方面的困惑是正常的，这时可以寻求专业人士的帮助。

每个人的性别认同、性别气质以及性倾向等都应该受到尊重，而不是被嘲笑或歧视。

中国代表团在联合国人权理事会第 44 届会议上，在与防止基于性取向和性别认同的暴力和歧视问题独立专家互动对话时说："中方反对一切形式的歧视和暴力，包括基于性取向和性别认同的歧视、暴力和不容忍现象。"

真正的性别平等

性别平等是指不同的性别在政治、经济、社会、文化等方面享有平等的权利和自由发展的机会。越文明的社会越会接纳不同的人，女性可以做企业家和国家领导人，男性可以做护士和幼儿园老师。任何一个人，无论种族、性别、年龄、肤色，都应当有同样的机会凭借自己的努力实现自我价值。

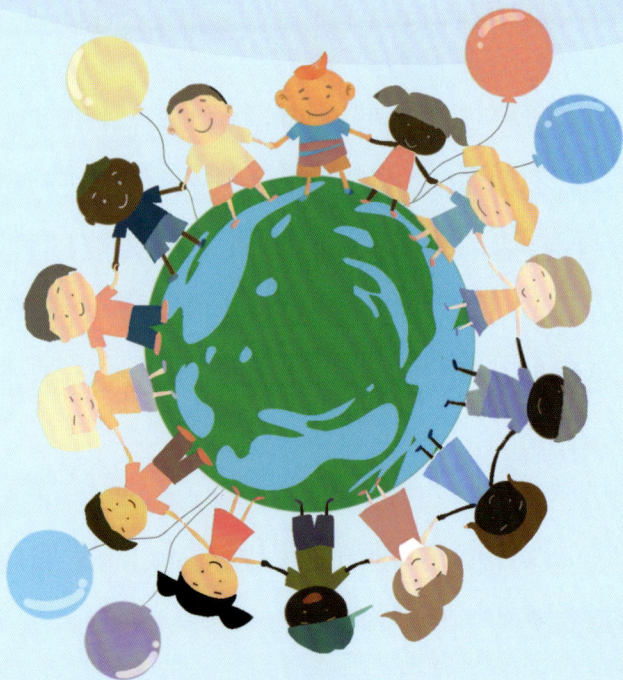

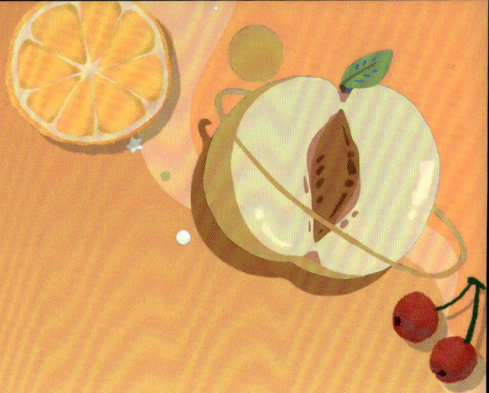

第三节

生殖系统

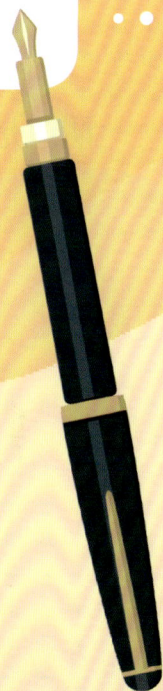

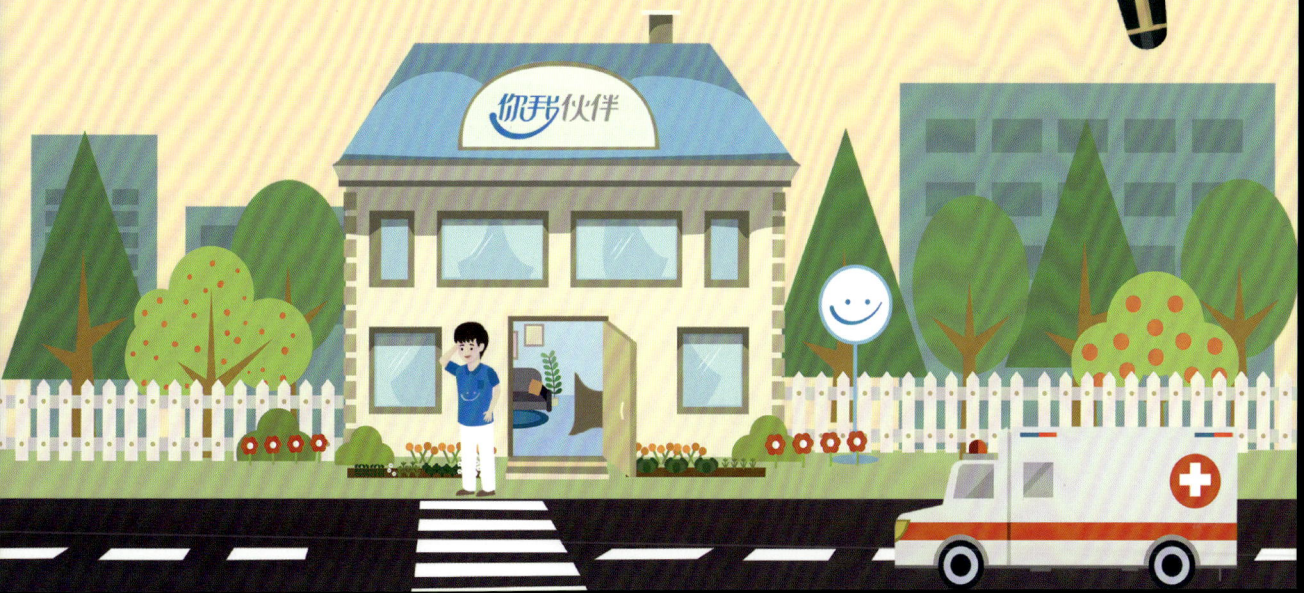

生殖器官到底长什么样

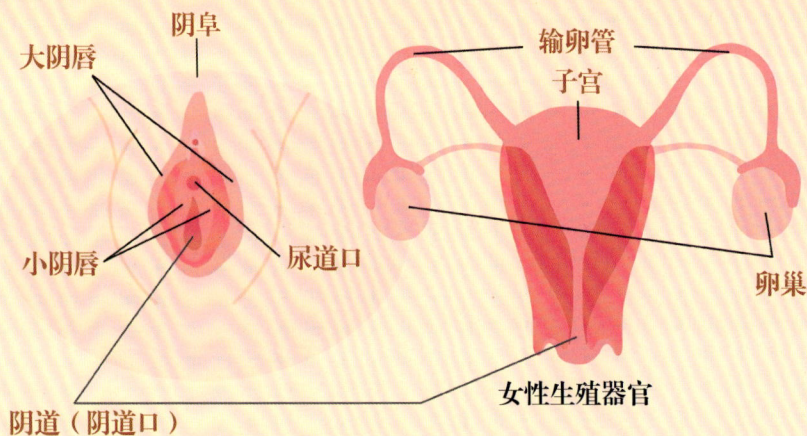

大阴唇　阴阜

小阴唇　　　尿道口

阴道（阴道口）

输卵管
子宫

卵巢

女性生殖器官

阴道是排出月经和胎儿分娩的通道，也是重要的性器官。

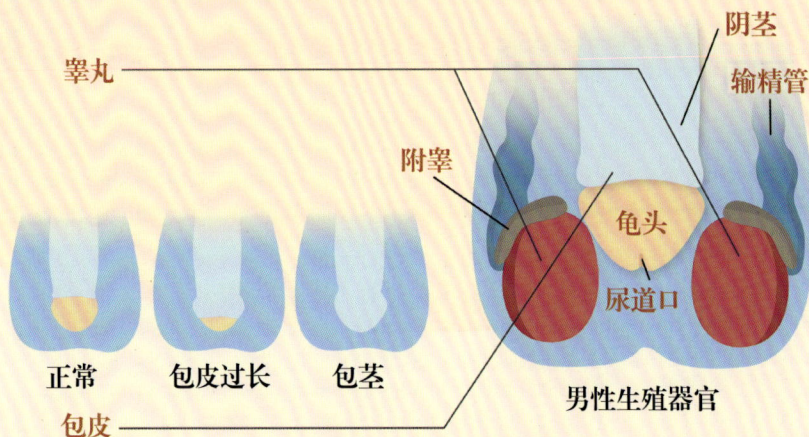

睾丸

附睾

正常　　包皮过长　　包茎

包皮

阴茎
输精管

龟头

尿道口

男性生殖器官

左右两边的睾丸大小和高低会稍有差别。

到青春期时，包皮向后退缩使龟头露出。如果包皮比较长，覆盖了整个龟头和尿道口，但可以上翻，外露出龟头，称为"包皮过长"；如果完全包住龟头，上翻外露龟头困难，则称为"包茎"。包皮过长和包茎容易形成包皮垢，可能引起疾病。包茎可以在专业医生建议下，通过手术将包皮切除；包皮过长也可以找专业医生咨询，考虑包皮环切术，或者在每次洗澡时翻开包皮仔细清洗冠状沟，避免形成包皮垢。

卫生习惯要重视

你真的会上厕所和洗澡吗？

大便、小便前后都要洗手，不用脏手触摸外生殖器官。便后擦拭的方向是从前向后，即从阴道口或睾丸向肛门的方向擦拭，否则可能将粪便颗粒带入生殖器官引起感染。

女性洗澡时，清洗外生殖器官的顺序是由内向外，再从前向后，即从小阴唇内侧开始，然后清洗大阴唇外侧、阴阜、大腿根部内侧，最后清洗肛门附近。

男性清洗外生殖器官时要翻开包皮进行清洁，以免包皮垢引起炎症或其他疾病。

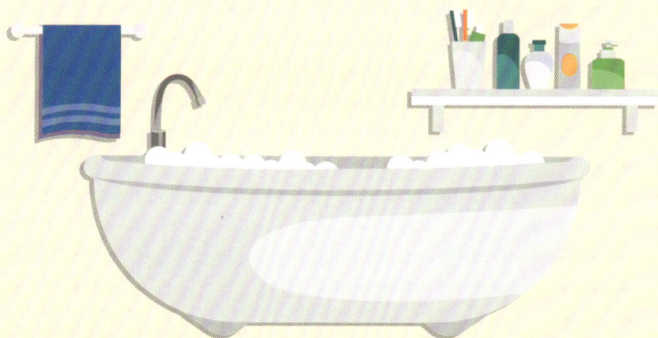

要经常使用温水清洗外生殖器官和肛门周围，淋浴最佳，不要和他人共用盆、毛巾等器具。没有医生的指导，不论男女平时都无须使用化学洗液清洗生殖器官。

女性平时无须清洗阴道内部，否则会破坏生殖道的酸碱平衡，可能导致生殖道感染。若用沐浴乳、香皂洗私处外的其他部位，应特别注意将泡沫冲洗干净。

要勤洗内裤！

穿着宽松、棉质内裤，保持干爽和透气，勤换洗内裤。

女性阴道内排出的分泌物称为白带。一般是白色或透明的，带黏性，无异常气味。白带带有少量血丝可能是正常的，但不应超过三天。

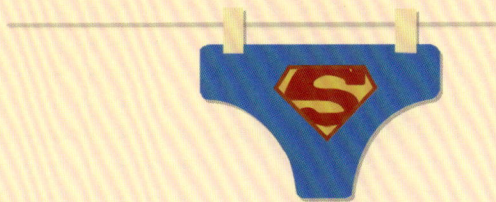

什么情况啊……这是什么味道啊？

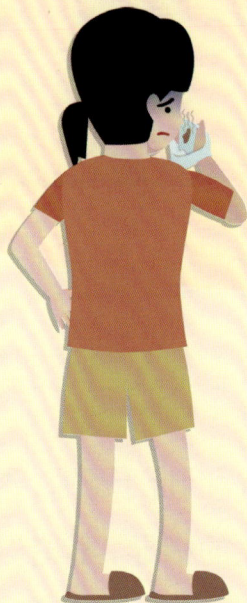

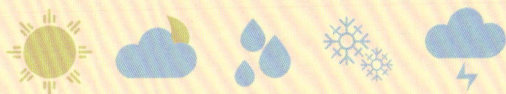

白带是女性生殖健康的晴雨表，女生应当关注自己的白带情况。一些异常现象，如量突然增多、颜色发生变化、气味变得难闻等都可能是疾病的信号，需要及时就医。

要性感，更要健康！

胸罩的选择和所有穿戴品一样，最重要的是感觉舒适。

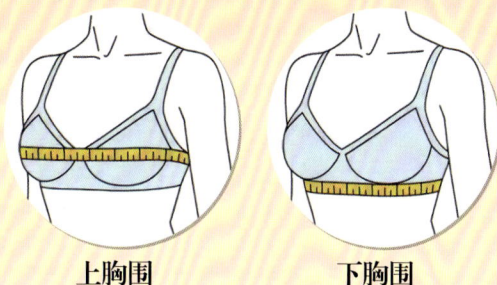

上胸围　　　　下胸围

青春期发育后，可根据生长状况，每半年更换胸罩型号。胸罩型号的计算方法是"上胸围尺寸 – 下胸围尺寸"，"上胸围尺寸"是指软尺沿乳头水平绕身体一周的尺寸，"下胸围尺寸"是指软尺沿胸部底部水平绕身体一周的尺寸，建议在专门的内衣店试穿购买。

剧烈运动时可以穿运动内衣，防止胸部组织和韧带拉伤。

睾丸为什么是外挂式？

睾丸维持正常的生理功能，最适宜的温度约为 35℃，如果温度太高会影响精子的发育和活性。

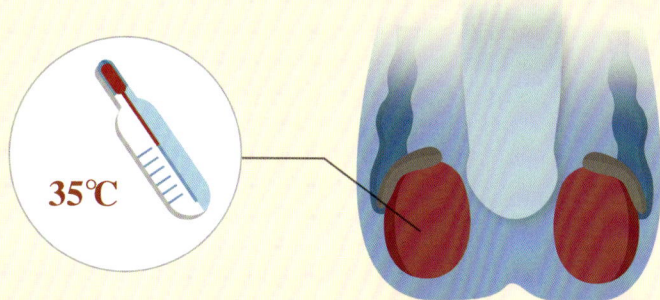

35℃

要注意避免睾丸长期处于潮湿、高温的环境中，例如避免经常泡澡、蒸桑拿、穿紧身裤、将电脑放在腿上等。

长了珍珠疹该怎么办

一些男孩进入青春期后阴茎上会出现珍珠疹。

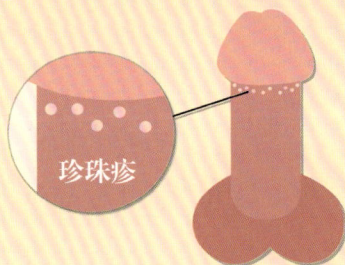

珍珠疹

珍珠疹是生长在龟头冠状沟内的白色或肉色小丘疹，大多数时间没有任何不适感，偶尔在受到汗液、尿液刺激，或较长时间没有正确洗护时会发痒。

阴囊和阴茎皮肤如有发红、发痒或者破损，不宜自行消毒处理，需要在医生的指导下进行必要消毒和治疗。

我的"那里"生病了

和身体其他器官一样，外生殖器官也可能因为各种原因发生疾病，包括外伤、癌症等，并可能通过性接触或其他途径感染性传播疾病。是否发生疾病与道德品质无关，细菌和病毒不会区分贫贱富贵，应当以科学的眼光看待并治疗疾病。

最近总是流奇怪的"水"……

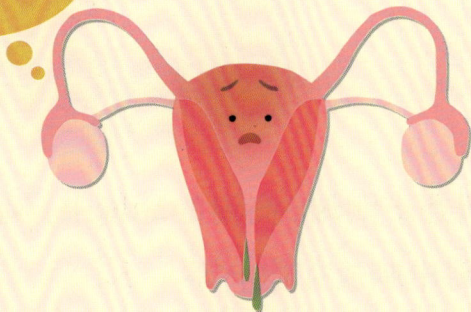

小便时好痛，我这是怎么了？

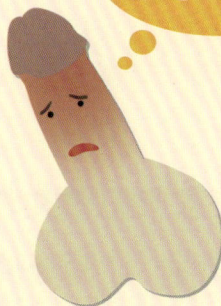

　　如果发生感染或感染性传播疾病，外生殖器官可能出现红肿、发热、疼痛、瘙痒、有异味、生长异物、分泌不明液体等异常现象，应当及时就医。女性白带量增多，白带呈黄色、绿色或血色，有脓液，呈豆腐渣样、水样，或者有强烈异味等，都可能是疾病的体现。身体出现以上症状应及时就医。

　　从未有过性行为的青少年也有可能发生尿路感染、生殖道感染，或者通过非性传播途径感染性传播疾病。青少年如果出现以上情况，应当及时到正规医院就诊。医生会根据具体症状来判断需要的检测，例如血液检测、阴道分泌物检测、尿液检测等。

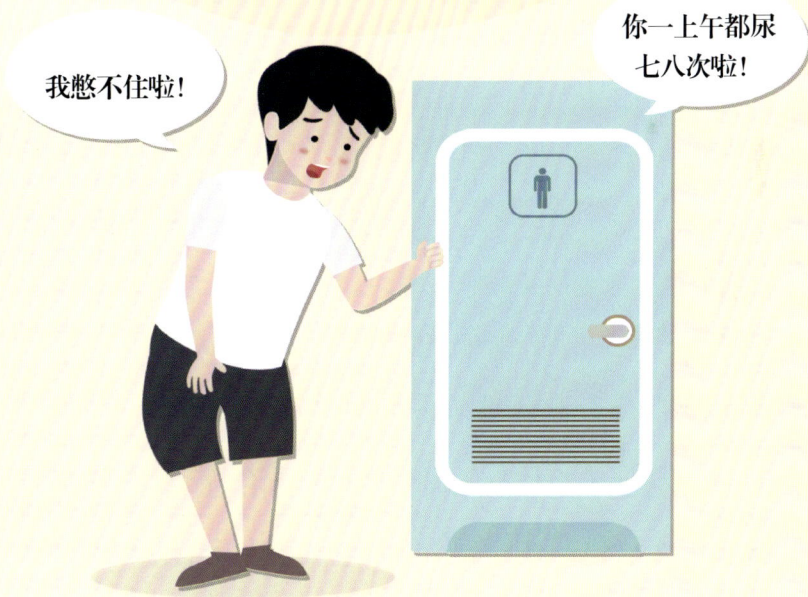

你一上午都尿七八次啦！

我憋不住啦！

　　已经开始性生活的人应当定期进行生殖健康检查，可以去体检中心，或者前往医院的妇科、男科、皮肤性病科咨询。

预防宫颈癌

　　宫颈癌是常见的女性恶性肿瘤之一，绝大多数由感染高危型人乳头瘤病毒（human papilloma virus, HPV）引起。大多数人都有可能接触到各种类型的 HPV，但不一定感染了 HPV 就会患宫颈癌。

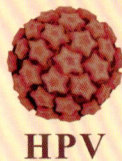

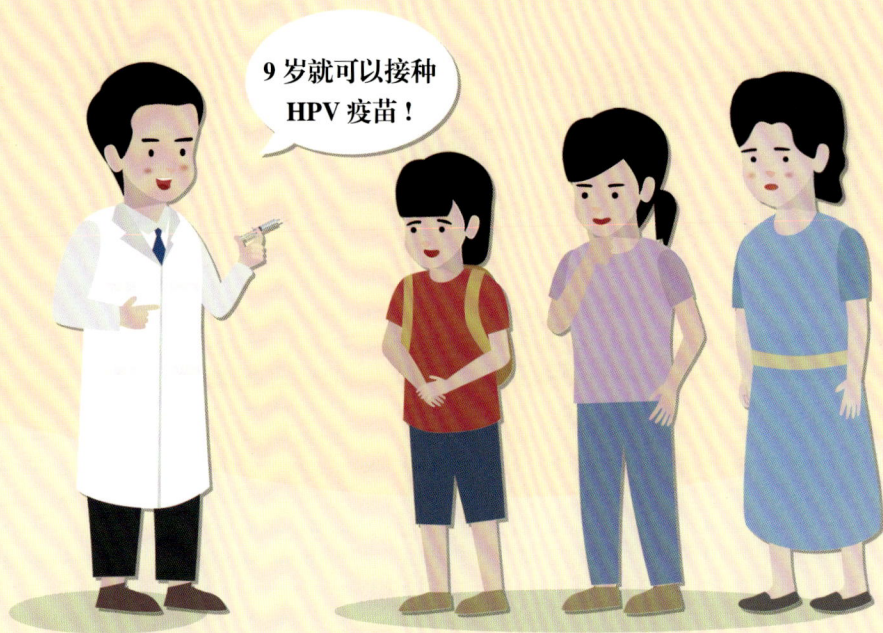

HPV

9 岁就可以接种 HPV 疫苗！

　　要想尽早发现宫颈癌前病变和及早治疗，需要成年女性定期进行妇科体检以及宫颈癌相关检查。宫颈癌目前是已知唯一可通过疫苗预防的癌症。9 岁后即可在专业医生的指导下接种预防性 HPV 疫苗。

"宫颈糜烂" 不是病

　　女性要定期进行妇科检查,排除宫颈炎症或其他宫颈健康问题。目前临床医学已取消"宫颈糜烂"的概念,因为所谓的"宫颈糜烂"并非疾病,而是宫颈口柱状上皮细胞的异位,所以要谨防不正规医院的欺骗性治疗。

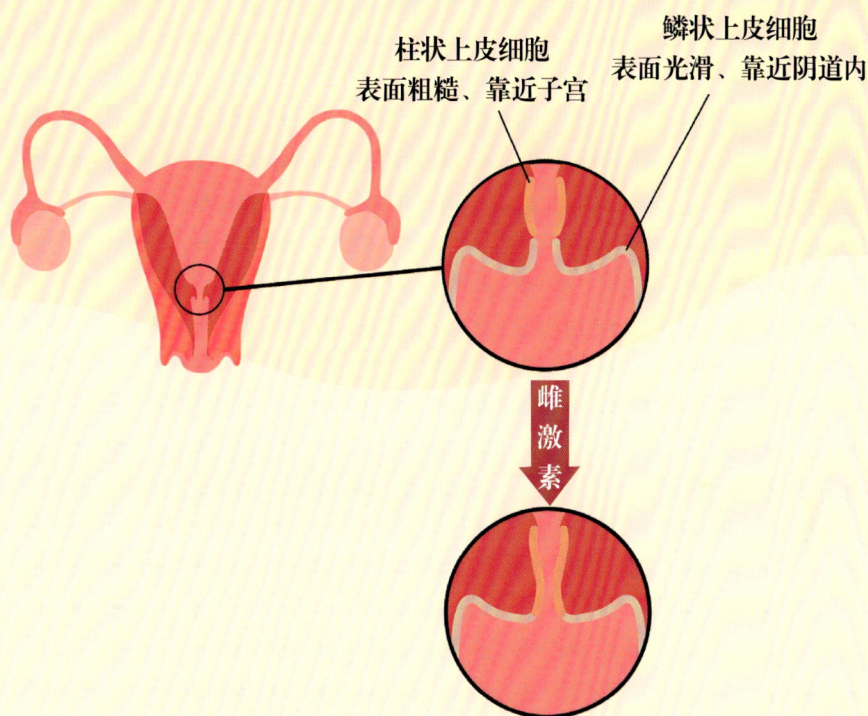

柱状上皮细胞
表面粗糙、靠近子宫

鳞状上皮细胞
表面光滑、靠近阴道内

雌激素

　　宫颈有两种不同类型的细胞,柱状上皮细胞和鳞状上皮细胞。当柱状上皮细胞在雌激素的影响下,更多地朝外侧发展,就有更多的类似"糜烂"一样的柱状上皮细胞在检查宫颈口时被发现,即过去所说的"宫颈糜烂"。所以,所谓"宫颈糜烂",实际上是柱状上皮细胞外翻。

第四节

迎接青春期

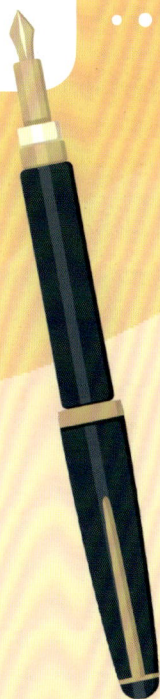
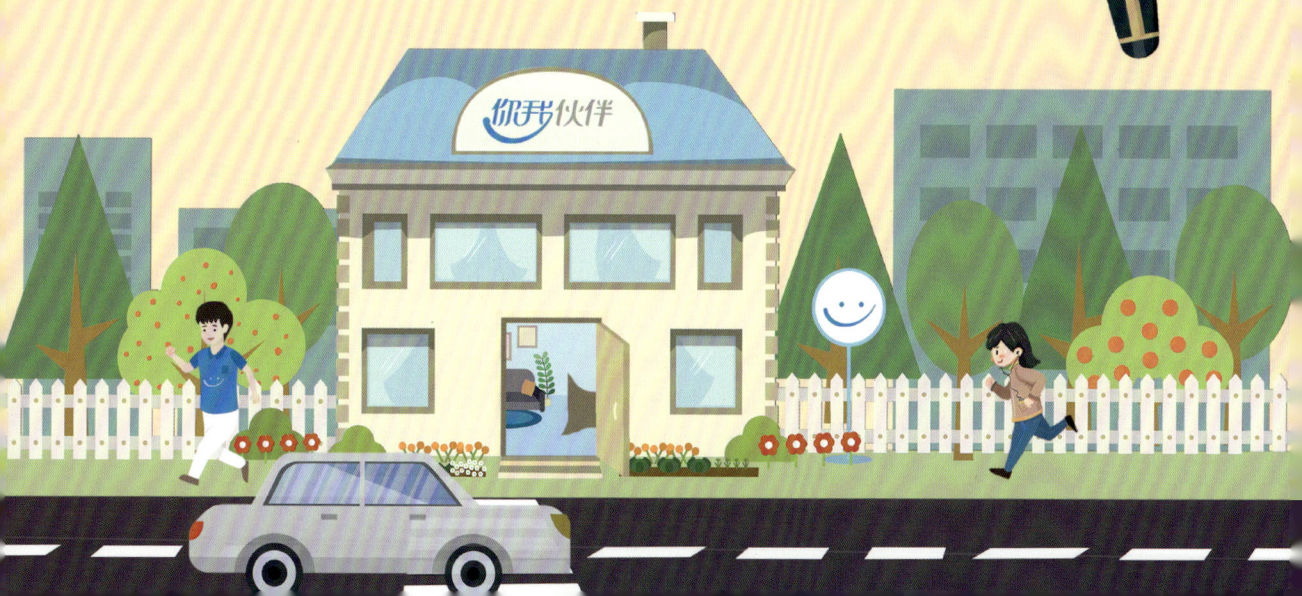

旺盛的体毛

大多数人会在 10～14 岁进入青春期，持续数年。一般情况下，女性比男性早 1～2 年进入青春期。每个人进入青春期的时间不同，生殖系统发育的时间也不同。

青春期出现唇毛或者其他体毛属于正常的生理现象，主要是和人体内的激素水平，尤其与雄激素水平有关。因此，有的女生也会出现"喉结"或"小胡子"，而有的男生也会出现体毛稀疏或没有喉结的情况，这些都是常见且正常的现象，与性能力、性欲望无关，只代表着不同个体体质的发育差异。

通常情况下，不必刻意去处理"旺盛"的体毛，因为盲目剃、刮、拔除腋毛、阴毛、腿毛等可能引起局部症状。健康的做法是通过平衡膳食、规律的有氧运动，并避免熬夜，帮助身体内分泌达到平衡。

女性青春期发育的变化

长青春痘、出现体味　身高激增

乳房开始发育　油脂腺和汗腺分泌变得活跃

骨盆增宽、臀部变大　阴毛、腋毛出现

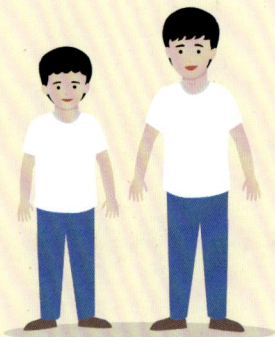

子宫和阴道发育完全　月经初潮　白带出现

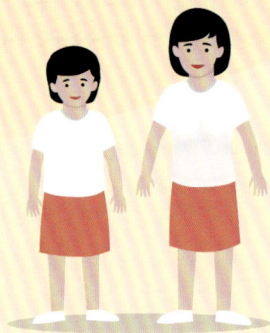

男性青春期发育的变化

长青春痘、出现体味　胡须开始生长

喉结发育导致声音变化　身高激增

油脂腺和汗腺分泌变得活跃　首次遗精

睾丸和阴囊的生长　阴毛、腋毛出现

恭喜你！你有了创造新生命的能力

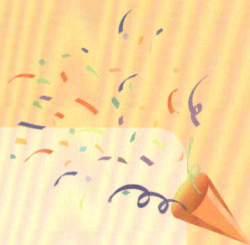

规律月经的出现是女性生殖功能成熟的重要标志。

月经是子宫内膜周期性脱落，引起出血并经阴道排出的现象。

月经初潮：月经出血称来潮。女性第一次出现月经称为初潮。月经初潮出现的时间一般在 12～18 岁，集中于 12～14 岁。受营养状况、经济水平和地理气候等因素的影响，每个女孩月经初潮的年龄差异明显。如果过早（如 10 岁以前）或过晚（如 18 岁以后）才出现月经初潮，建议到医院检查。

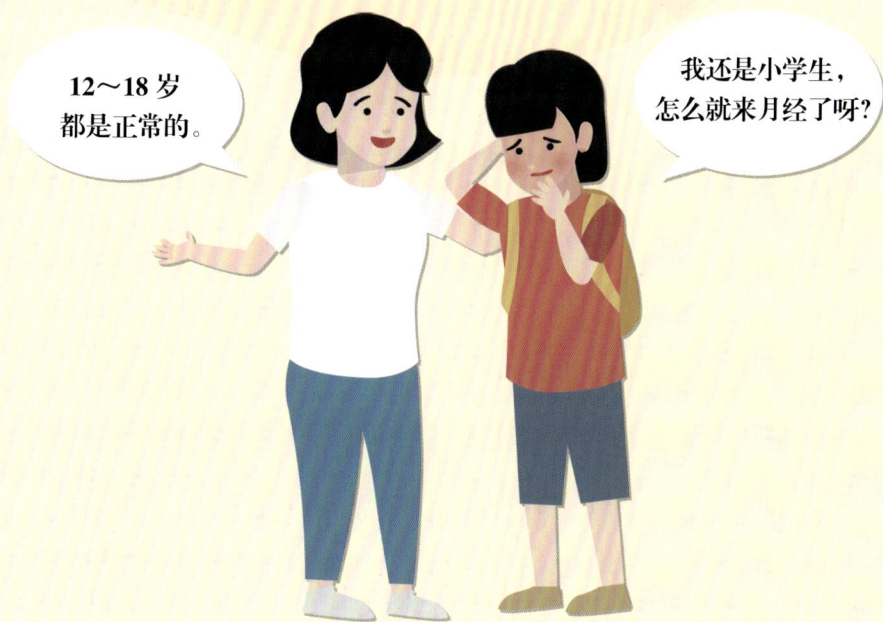

12～18 岁都是正常的。

我还是小学生，怎么就来月经了呀？

女性自初潮起就有了怀孕的能力。没有计划怀孕的女性发生性行为，要采取可靠的避孕措施。

月经二三事

每次月经一般持续 3～5 天，从第一天开始到月经结束的那一天，这段时间称为经期。

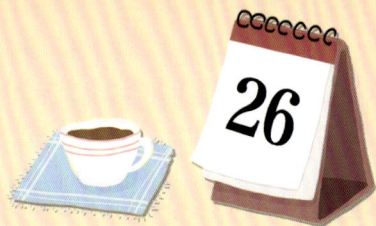

相邻两次月经各自的第一天之间的间隔时间被称为月经周期。月经周期一般为 28 天。例如，小红上一次月经的第一天是 9 月 16 日，这次月经的第一天是 10 月 15 日，那么她的月经周期是 9 月 16 日～10 月 15 日之间的 28 天。月经周期很少一天不差，通常情况下，28 天前后 7 天范围以内都很常见。药物、压力等多种因素都可能影响月经周期。

月经开始	月经周期一般为 28 天	下一次月经开始

月经初潮后数年内，卵巢功能并不稳定。因此，初潮后，月经周期可能不规律，但随着时间的推移会逐步规律。药物、压力等多种因素都可能影响月经周期。少数年轻女性的月经周期可能极不规律，如一个月来两次月经，停经数月至一两年等，出现这些情况，建议到医院进一步检查或咨询。

月经来潮时，可能伴随着血块的出现，少量血块是正常的，血色鲜红或暗红也是正常的。

肚子疼不想说话

来月经前，身体可能会有一些征兆，例如下腹部略微疼痛、乳房酸痛、腰酸痛、浮肿等，但每个人情况不同，可以多观察自己身体发出的信号，提前准备好卫生用品。

一些女性在月经期间或月经前后情绪会有变化，比平时更易烦躁、焦虑、疲劳等。无论是生理上还是情绪上，有或没有这些征兆、变化都是正常的。

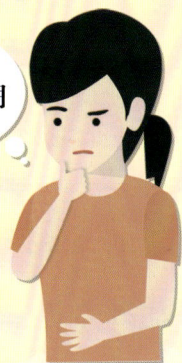

好心烦哦，可能快来月经了。

如果月经前一周情绪变化异常强烈，影响到了平时的学习、工作和社交，可能是经前综合征，建议去医院检查。

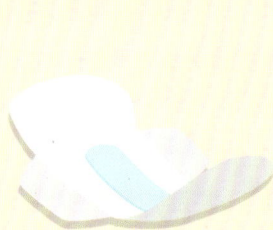

卫生巾

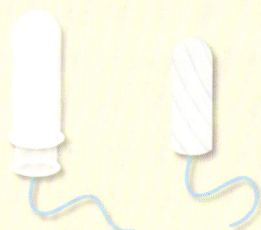

导管式　　指入式

卫生棉条

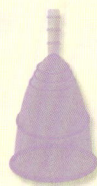

月经杯

卫生巾是月经期间最常见的卫生用品。来月经时要及时使用质量合格的卫生巾。根据月经量的大小，一般建议每隔2~4小时更换一片卫生巾。女性经期卫生用品还包括卫生棉条、月经杯等，根据自身情况选择适合自己的卫生用品，并按说明书使用。

月经期间应避免剧烈运动，可根据身体情况进行适度运动，如散步、慢跑等。

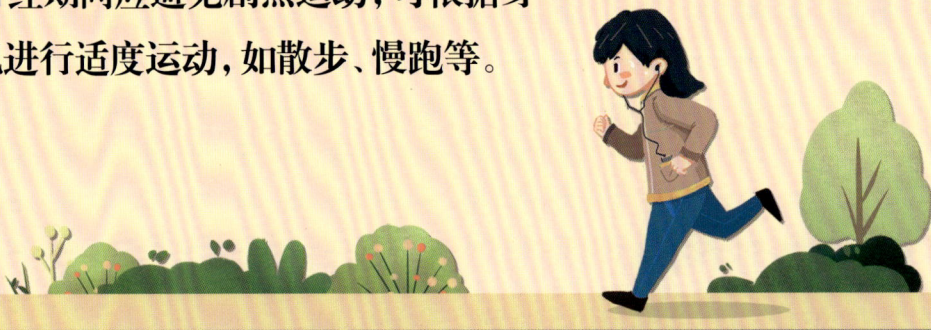

有一些女性在经期出现下腹部疼痛，称为痛经。痛经分为原发性和继发性。如果一直没有痛经现象，突然开始疼痛，或者疼痛严重影响生活，建议去医院进行检查。如果是原发性的轻微疼痛，缓解的方式有多种，常见的方法如热敷、少吃生冷食物等。如果疼痛严重，可前往正规医院就医，在医生指导下服用止痛药物。

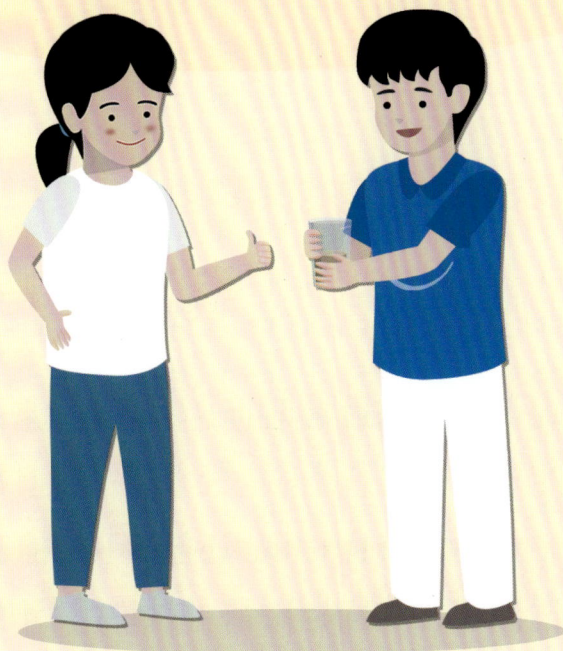

男生也要知道

遗精是男性性功能发育成熟的重要标志。

进入青春期后，男孩的睾丸会产生许多精子。在通过输精管运输的过程中，精子与前列腺等腺体分泌液汇合形成精液。睾丸、前列腺等器官对精液的容量有限，达到饱和状态后，精液就会被排出体外，这种现象称为遗精。遗精多在睡梦中发生，因此也被称为"梦遗"。

男孩首次遗精的时间各不相同。一般每月遗精1～2次，有时会多几次。无论有没有自慰或性行为，都可能发生遗精。如果没有遗精，也不需要过于担心。如果遗精次数过多，甚至清醒时也遗精，应当及时就医。

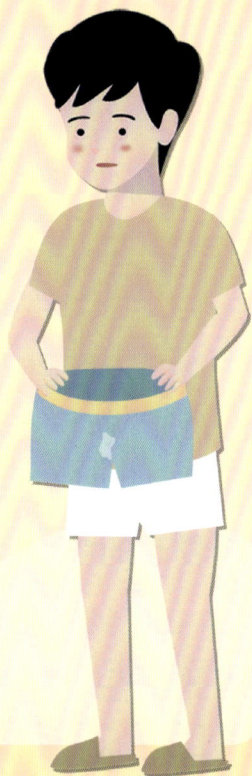

我梦到了令人脸红心跳的情景

性梦与性幻想是进入青春期后的常见现象，任何人开始性发育后都可能有或没有性梦与性幻想，这是成长中的自然经历。

无论梦到浪漫温馨的场景还是暴力的画面，无论梦到与谁发生亲密行为都是正常的。这些情景都是梦中的情节，是无意识的，与道德品质没有关系。

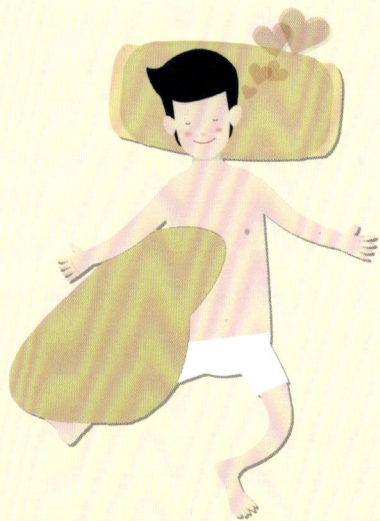

不必为此害羞

女性在乳房发育过程中，可能出现一个乳房比另一个乳房发育快的情况，导致两个乳房的大小不对称。随着发育，一些人会自行得到调整，另一些人则会略有差别。如果出现明显差异建议及时前往正规医院进行检查。

勃起是男性的阴茎和女性的阴蒂在受到性刺激后膨胀变硬的过程。进入青春期后，男性在夜间、清晨、白天都有可能勃起。一些男性需要时间适应勃起的疼痛感。有时在勃起过程中，包皮会拉扯阴毛产生疼痛，可通过修剪阴毛消除疼痛感。少数情况下，会持续勃起数小时，可尝试用毛巾热敷，如无效果则应当及时就医。

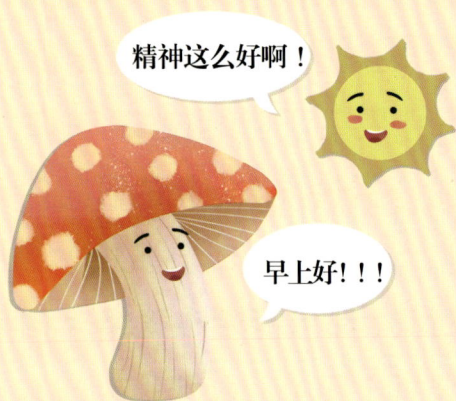

精神这么好啊！

早上好！！！

青春痘的出现，是进入青春期后正常的生理现象。要注意面部皮肤的清洁，保持合理的膳食结构和生活习惯。少食用辛辣刺激性食物、不喝酒、保证充足睡眠、进行规律运动，对缓解青春痘有一定作用。

不要用手挤压青春痘以免引起细菌感染。一般情况下，青春痘会随着青春期的结束自行消失。若经常发炎、化脓或产生其他严重情况，则需要进行必要的治疗。

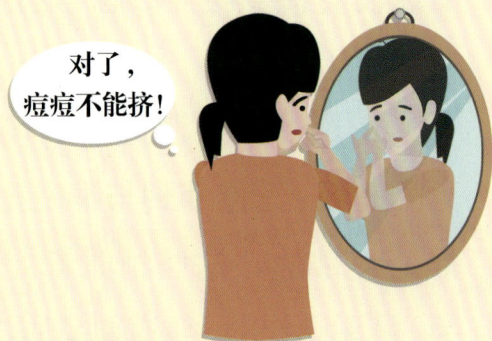

对了，痘痘不能挤！

每个人都是独一无二的

外生殖器官的形态千差万别，男性阴茎的长度、弯曲度、偏向、粗细、颜色各有不同，女性阴唇的大小、薄厚、颜色也各不相同。外生殖器官的形态和性经验、性能力没有必然联系。

青春期可能遇到同学、朋友或同龄人因为发育带来的尴尬，如女性初潮染红裤子、男性白天勃起被看到等，这些都是常见现象。应当友善地对待他人，例如，把外衣借给初潮的女性系在腰间遮挡染红的地方，不盯着男性生殖器官等，也不要取笑、讥讽他人或给他人取绰号。

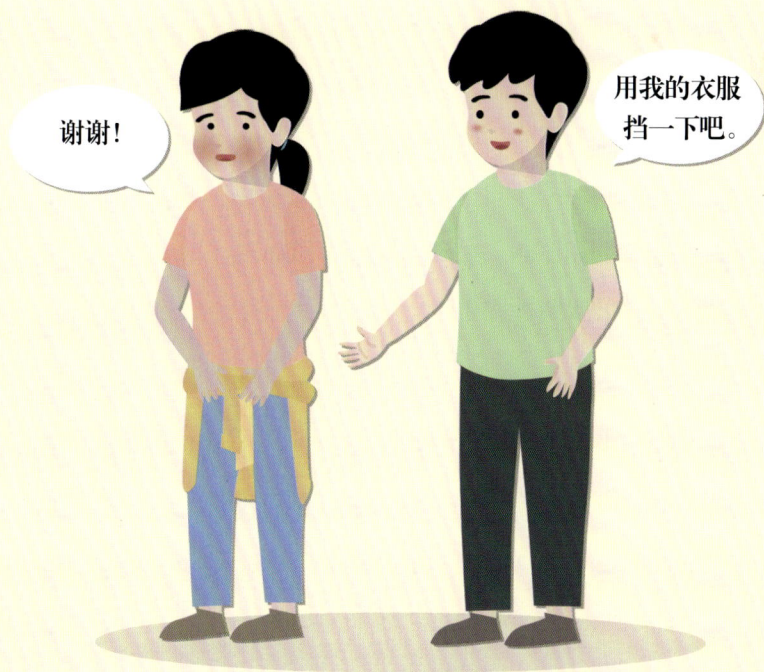

谢谢！

用我的衣服挡一下吧。

自 慰

自慰是用手或其他物体刺激自己的性器官获得性快感的行为，有时被称作"手淫"。

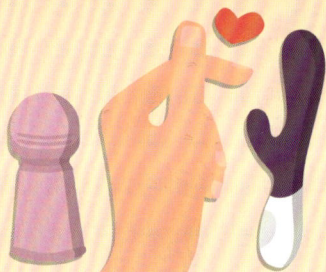

婴儿和儿童期的"自慰"多是无意的本能反应或探索身体的过程，青春期之后的自慰多是主动感受性快感。

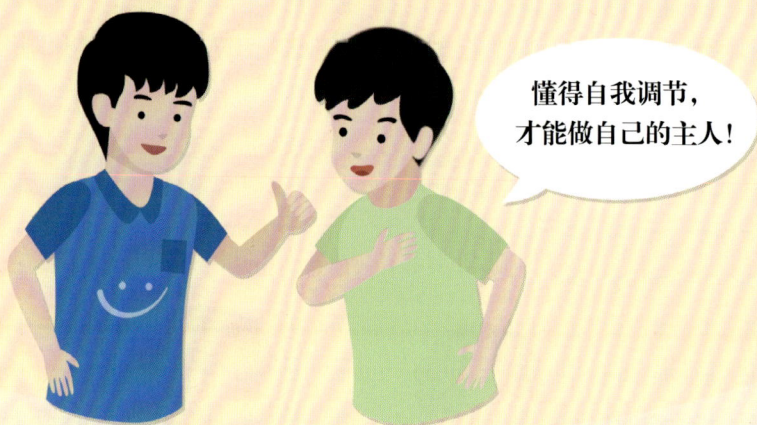

懂得自我调节，才能做自己的主人！

自慰可以疏解性需求，对身体没有伤害。自慰不分性别和年龄，很多人都有过自慰的经历。

由于人与人之间存在差异，自慰不存在标准的次数或频率。如果自慰后没有出现身体疲劳或精神状态低迷，没有影响学习、运动和生活安排，对个人而言就是适合的。有或没有自慰行为都是正常的。

悄悄告诉你

· 自慰要注意卫生，自慰前后要洗手并清洗外生殖器官。

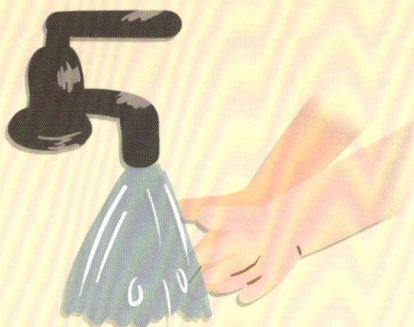

· 自慰要注意私密性，选择在无人打扰、私密的环境中进行，给自己营造舒适、安全的环境，同时避免影响他人。

· 自慰要注意安全性，切勿使用不干净或可能对身体造成伤害的异物进行自慰，例如把笔、发夹、蔬菜等异物放入尿道口或者阴道口。

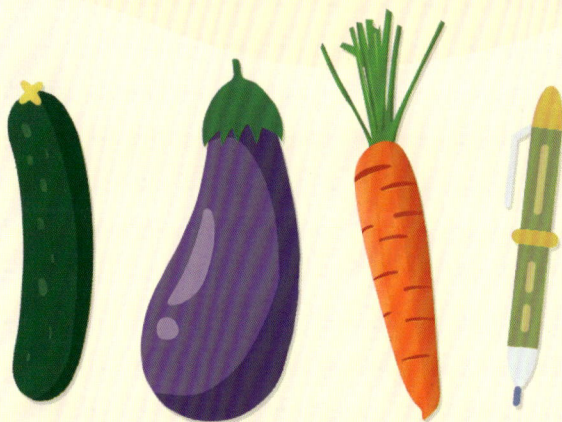

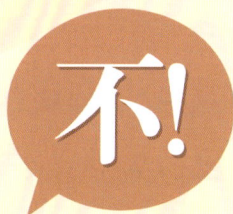

不!

· 避免不恰当的自慰方式，例如把阴茎向下、向后压迫，通过挤压追求快感，或者因为环境不够私密、害怕他人发现从而快速进行自慰。

· 避免为了强烈的刺激感而刻意地寻求窒息感。

不要担心，不要害怕

"一滴精十滴血""女性自慰会导致性高潮障碍"等说法是没有科学依据的。

由于自慰产生内疚、羞愧和恐惧的心理，担心出现肾虚、前列腺炎、月经不调、性功能障碍等问题，可通过学习科学的知识、放松心态来改善。不要因为担心而自行购买并服用药物或保健品。

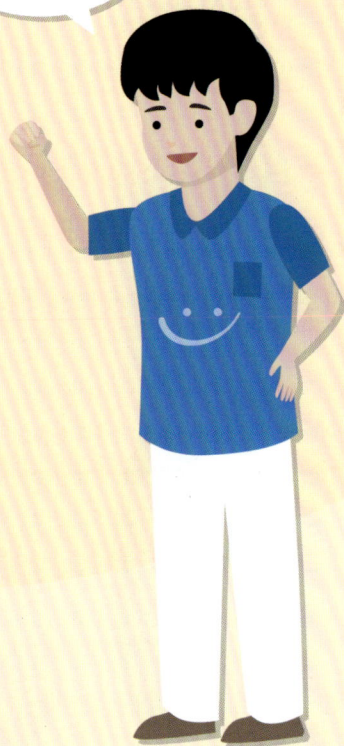

放松！放松！

如果心理焦虑严重并影响到正常生活，应当及时寻求性教育专家、心理医生或专科医生等的帮助，也可以拨打青少年心理咨询和法律援助热线电话12355。

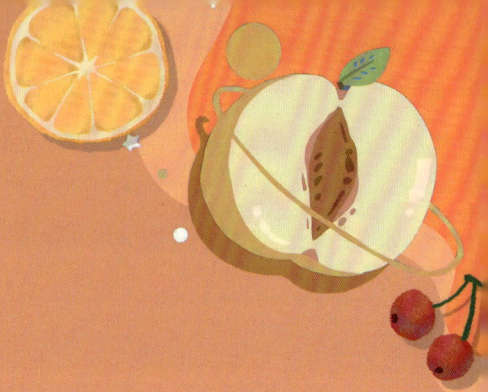

第五节

爱情与婚姻

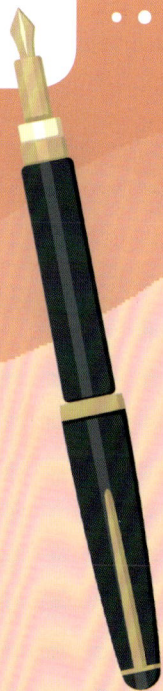

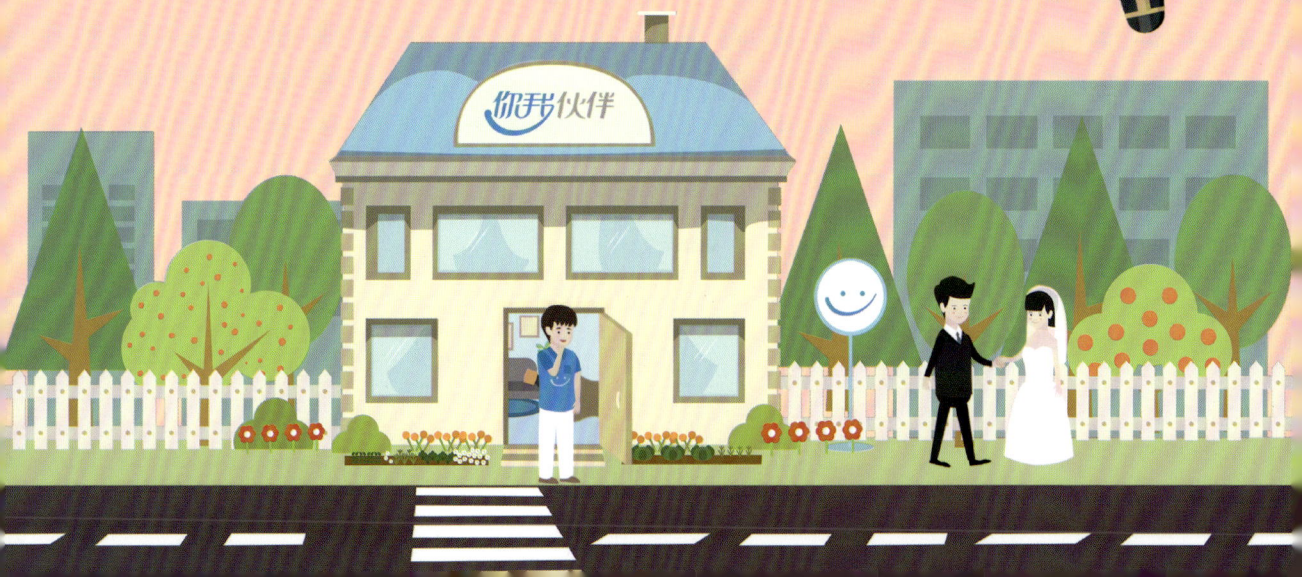

爱情是什么？

爱情是人类最深刻的情感之一。

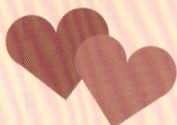

人们对爱情的看法是多样的，有人认为爱情代表承诺、激情和亲密，有人认为性是爱情不可分割的一部分，也有人认为爱情是纯粹精神性的体验，这些看法并没有绝对的对与错。

在天愿作比翼鸟，在地愿为连理枝。

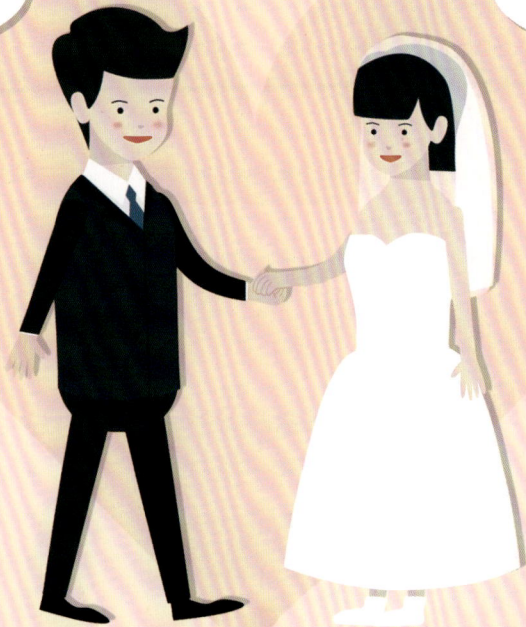

身无彩凤双飞翼，心有灵犀一点通。

爱情并不属于某一个特定的人群。老年人、中年人、青少年，都可以拥有爱情。此外，一个人无论在健康、罹患疾病或残障等状态下也都可以拥有爱情。

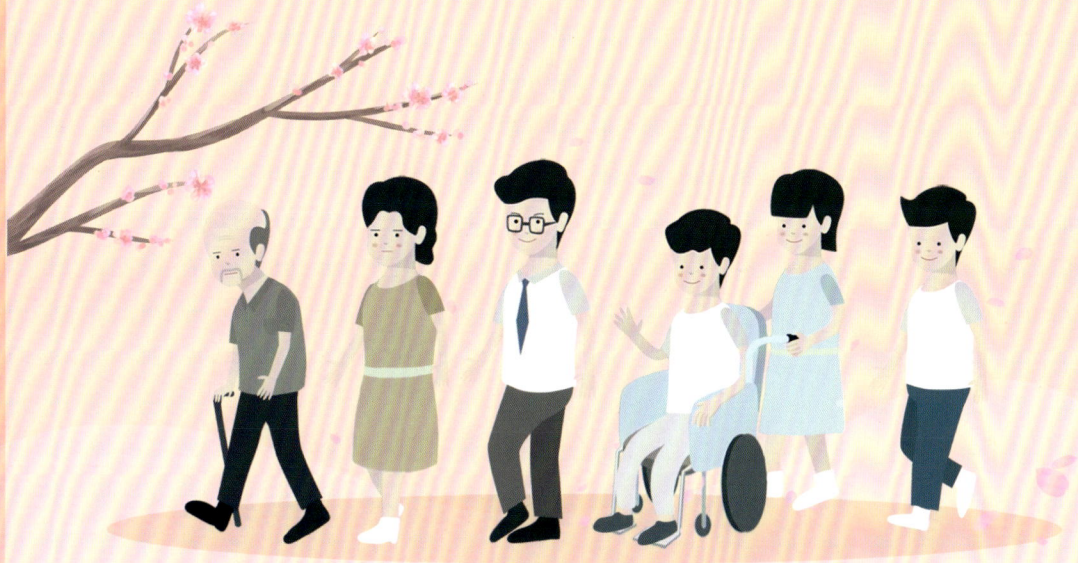

爱情同时受到生理和社会因素的影响。性激素使人们相互吸引，社会文化为人们搭建爱情的模型。一般认为，一个人性成熟后才会产生爱情，因为爱情与性激素的分泌显著相关，但很多人相信爱情产生于精神或灵魂。

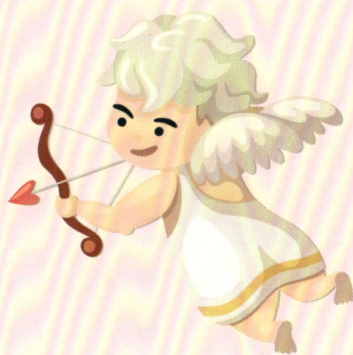

青少年会有爱情吗

每个人在任何时期都可能有爱情，爱情如何发展既有幸运成分的关系，也和相处方法有关。爱情既会带来甜蜜，也能让人遭受痛苦。

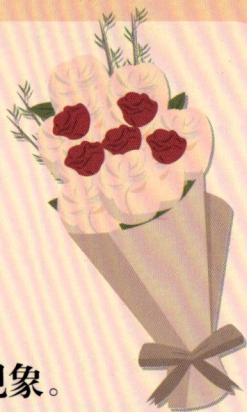

青春期对他人产生好感是一种自然的、正常的现象。爱情会让人感到充满希望和力量，但有时候也会让人迷失自我。

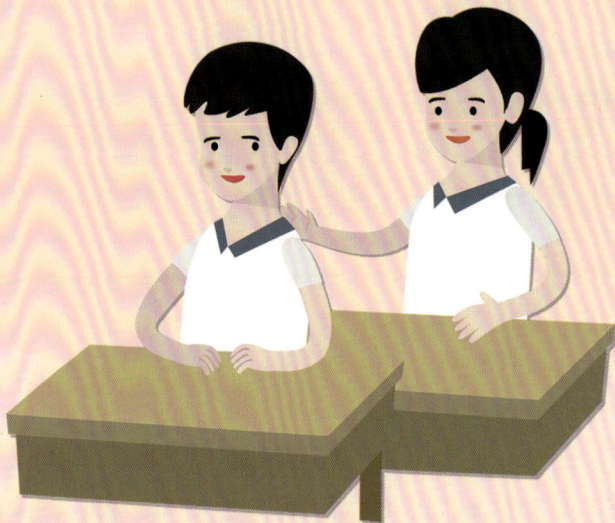

人类生活千姿百态，爱情并没有标准和模式，也不是所有的爱情都会带来幸福和甜蜜。但是，美好的爱情总是包含了以下特点：因为对方而使自己变得更好，例如更有学识、成就，变得善解人意、懂得相互尊重，而不是变得更差，例如颓废、慌乱、迷离；因为对方的存在而感到美好，会与对方的情绪产生共鸣；希望与对方更加亲密，愿意给予胜过索取。

多样的生活方式

　　爱情和婚姻并不等同，但许多伴侣选择婚姻作为爱情的归宿。一些人的婚姻很美好，另一些则很痛苦，并可能会选择离婚。无论单身、结婚还是离婚，都是常见的生活状态。

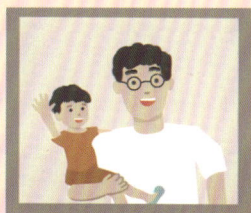
单亲家庭

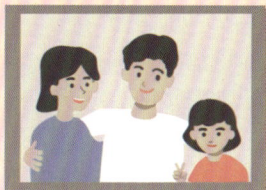
父亲、母亲和孩子

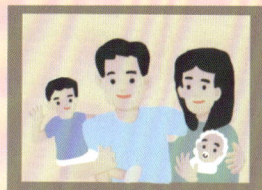
重组家庭

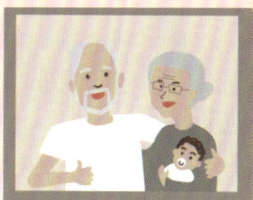
爷爷奶奶陪伴长大

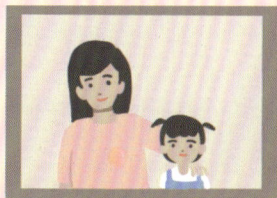
亲人陪伴长大

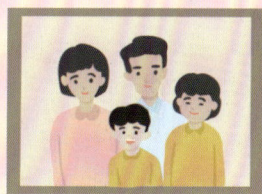
寄养在别人家

　　多样的婚姻形态带来了不同的家庭形式，如父亲、母亲和孩子的家庭、单亲家庭、重组家庭。在一些家庭中，孩子由爷爷、奶奶陪伴长大，由亲人陪伴长大，或是寄养在别人家。无论家庭成员有谁，只要家庭温馨、和睦，彼此理解、相互包容，就是幸福的家庭，这些家庭中的孩子都可以健康地成长。

社交小贴士

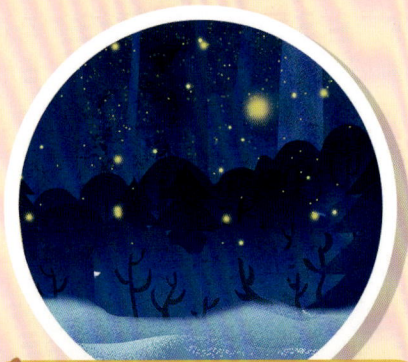

不要太晚外出或是到太偏僻的地方见面。

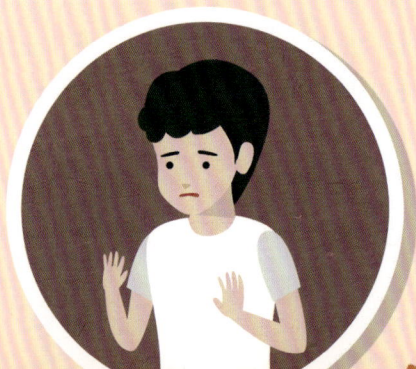

对于自己不喜欢的事情要明确拒绝，不要迫于压力而接受。

求　救

约会前告知家人或伙伴自己要去哪儿并使电话保持畅通。

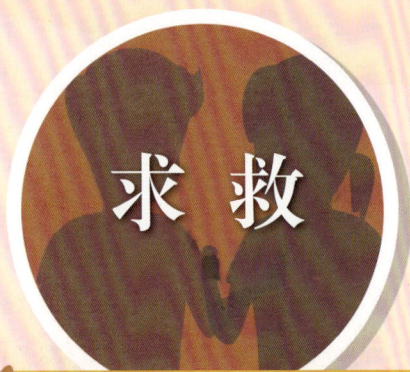

遇到意外或受到侵害一定要冷静并想办法求救。

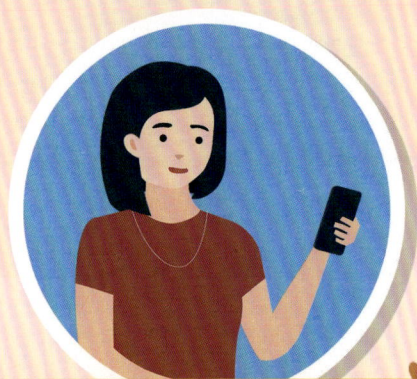

总之，只要你感受到任何不适，就应该明确地和对方说明。

那些不美好的结局

　　失恋、分手或离婚，从长远看不一定是坏事，但是对爱的割舍的确会让人感到难过。每个人从这些情绪中走出来的时间不同，面对和消解悲伤情绪的方法也不同。

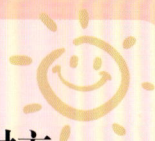

- 无论拒绝他人或是分手，都不要侮辱对方或故意伤害对方。

- 不要因为分手而责备自己。分手可能是因为对方或自己变了，或者是因为某些需求无法得到满足，而这并不代表你是个失败者。

- 不要立刻做出任何重大的决定。此时，你的思维已被分手这件事情占据，不容易做出理性、全面的决定。可以在冷静时再进行处理。

你还好吗？

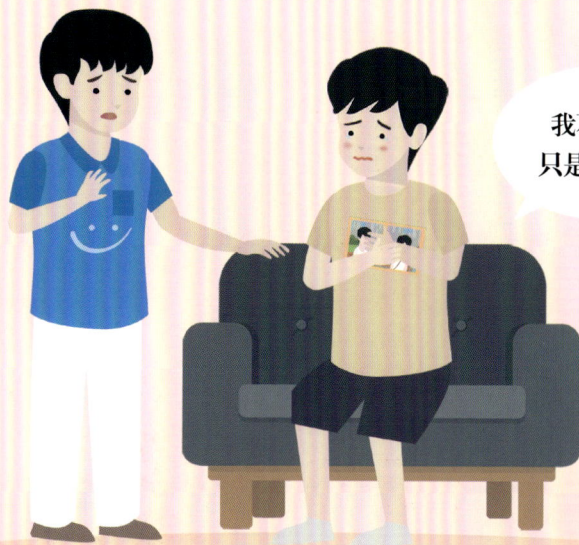

我不难过，只是心很痛。

照顾好自己

- 不要通过喝酒、吸烟或吸食毒品等消极方法来麻痹伤痛。喝酒、吸烟、吸毒也许能让你逃离现实片刻，但如果不正面面对并正确处理，一觉醒来问题始终还在，伤痛永远不会消失。

- 同理自己，做一些让自己感到放松、感觉良好的事情，避免自我苛责。

- 不要伤害自己。一旦有伤害或放弃自己的念头，务必寻找信赖的人以求帮助和倾诉，例如朋友、家人、心理老师等，也可以拨打青少年心理咨询和法律援助热线电话 12355。

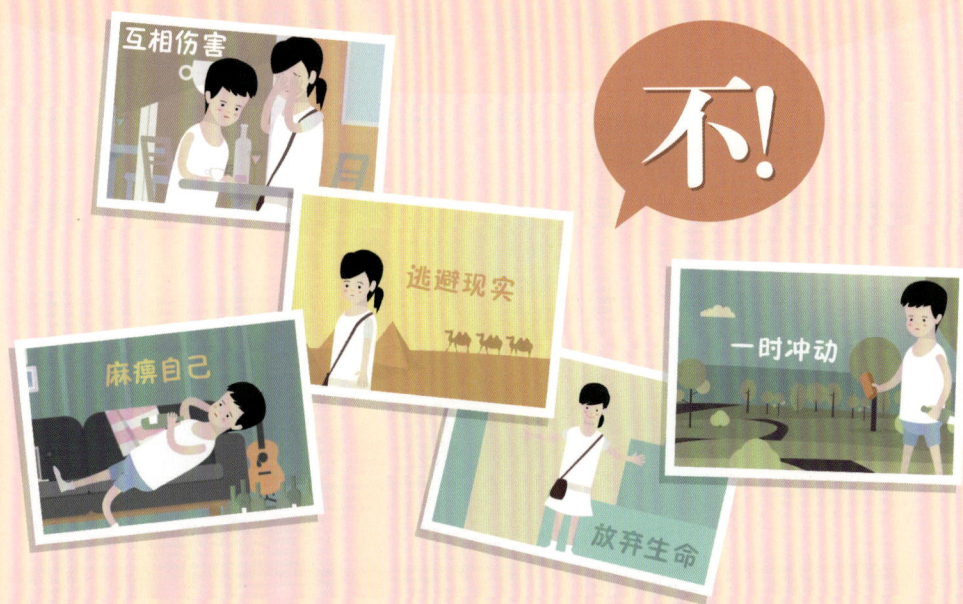

互相伤害

逃避现实

麻痹自己

放弃生命

一时冲动

不！

第六节

怀孕与避孕

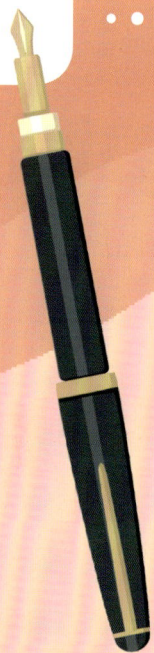

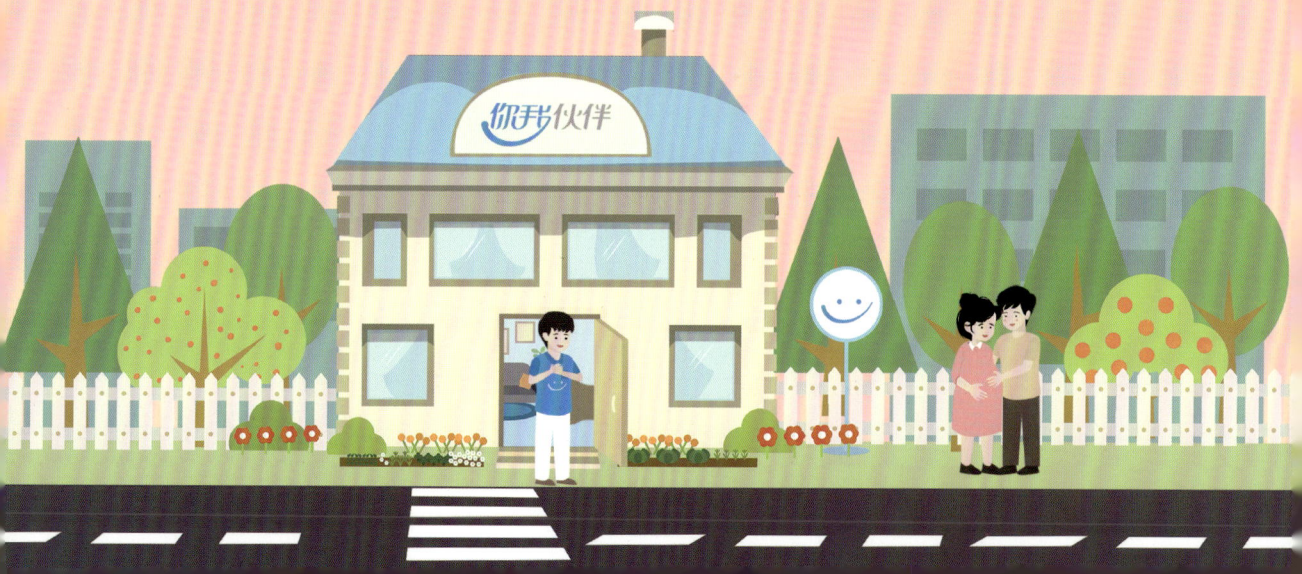

生命是怎么诞生的

人类的生命由精子和卵子结合产生的。女性和男性一般通过性行为自然怀孕，也可以通过医学方法让精子和卵子结合从而怀孕。

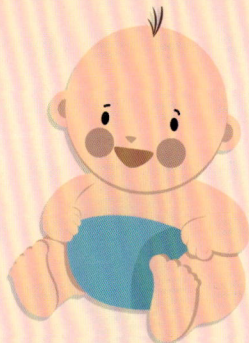

怀孕的一般过程是成年的男性和女性发生性行为，男性的阴茎进入女性的阴道，射精之后大量的精子随着精液进入阴道，其中一个精子和卵子结合形成受精卵，在子宫内着床，慢慢发育成一个胎儿。

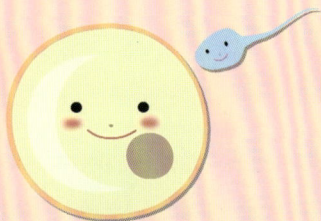

少数情况下，卵巢会同时排出两个或多个卵子。这些卵子分别和两个或多个精子结合，形成两个或多个受精卵，然后分别在母亲的子宫内着床、发育，最后出生，这就是双胞胎或多胞胎。

胎儿在子宫内发育约280天后出生，一般通过母亲的阴道出生，一些情况下需要通过手术把胎儿从子宫中取出。

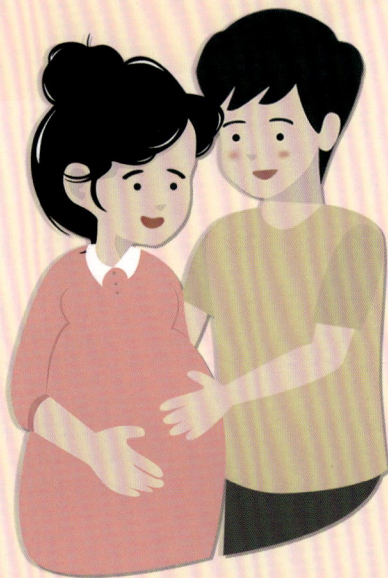

怀孕后都会出现恶心、呕吐等现象吗

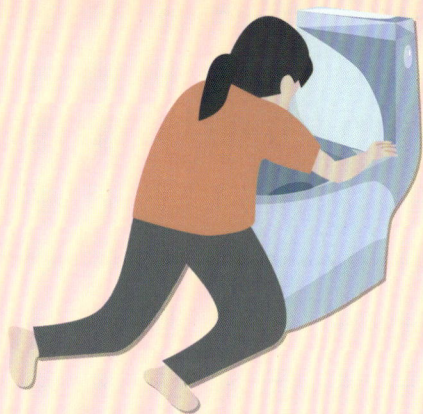

一些女性怀孕后会出现恶心、呕吐、乏力等现象，但并非所有人都会有这些现象。

怀孕后，月经会停止。少数女性怀孕后会有生理性出血，但血量很少，不是正常月经的排出量。因此，发生性行为后，女性下次月经超过 7 天没有来或者出血量明显减少，可能是怀孕的信号。

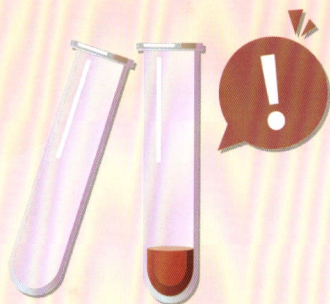

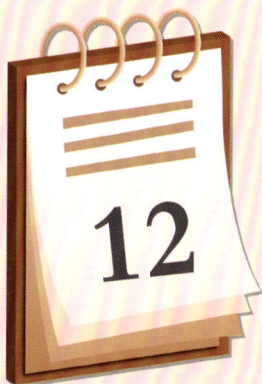

怀孕时间的医学计算方法是从末次月经的第一天算起。例如，某位女性末次月经第一天是 1 月 1 日，如果 1 月 12 日发生了一次性行为，下一次月经应该是 1 月 30 日来，但到 2 月 7 日还没有来，这时，如果她经检测发现怀孕了，那么怀孕天数为 38 天。

小概率事件也可能发生

　　男性射精排出的精液黏附在女性的阴道口附近、粘有精液的手或毛巾接触女性阴部等，都可能会使精子进入女性体内导致怀孕。这种情况发生的概率比较小，但仍然存在。

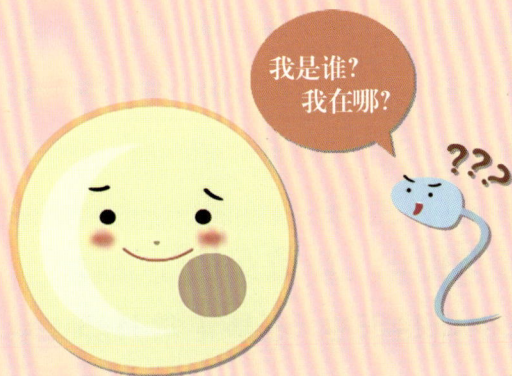

我是谁?
我在哪?

???

　　停经后数天或数周，可通过早孕试纸、验孕棒等检测是否怀孕。检测结果显示可能怀孕后，必须到正规医院进行检查，确认是否怀孕、是否有宫外孕等情况。宫外孕会危及生命，且无法通过自行检查排除。

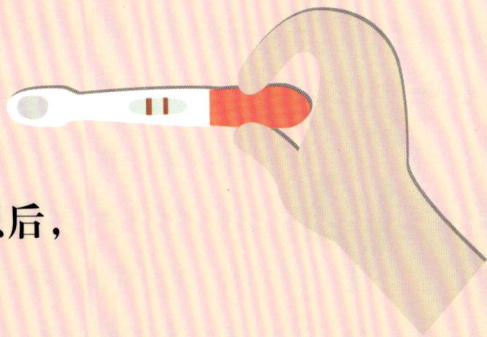

　　一般验孕的时间是停经一周以后，或在发生性行为后两周。

避 孕

伴侣需要共同承担避孕及保护身体健康的责任！就避孕而言，没有最好的方法，只有最适合个体的方法。

常规的避孕方法

短效口服避孕药

● 短效口服避孕药是需要在医生指导下长期持续服用的药物，通过低剂量的激素调节达到避孕效果，只限女性使用，正确使用避孕效果极高。

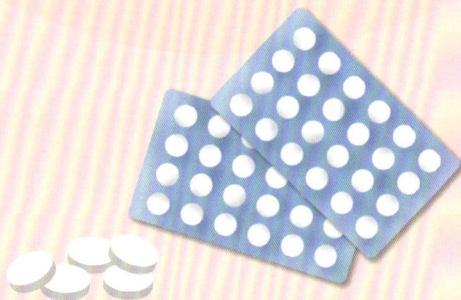

● 除了可以避孕，短效口服避孕药还可以用于调节月经周期、缓解痛经、治疗青春痘及部分妇科疾病，也能够降低卵巢癌、子宫内膜癌等疾病的发病风险，但都需要在医生指导下使用。

● 少数人使用口服避孕药后会出现恶心、呕吐、头晕、乏力、不规则出血等反应，这些反应的发生概率都很低，随着使用时间的延长，可减轻或消失。

安全套

- 通过物理屏障阻止精子和卵子的结合。大部分安全套是男性使用，也有供女性使用的安全套。

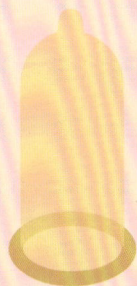

男性用安全套　　　　女性用安全套

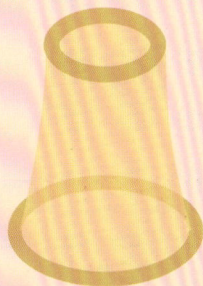

- 全程正确使用质量合格的男性用安全套，避孕率可达 97%，但由于存在无法每次使用、不全程使用、使用错误等问题，实际避孕率约 85%。

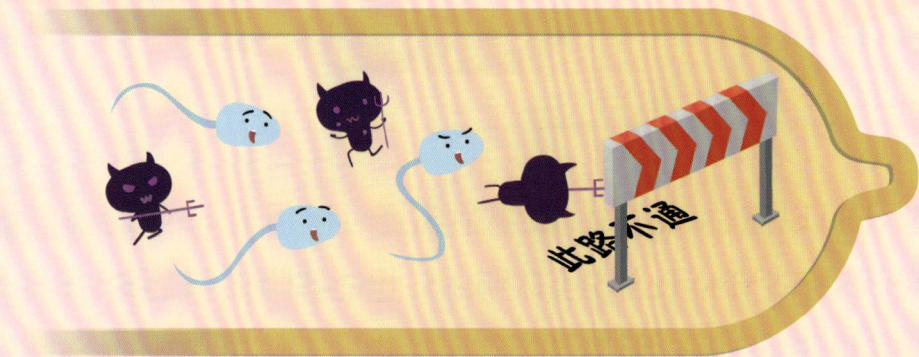

- 使用安全套是唯一能同时避孕且防止疾病传播的方法。
- 少数对安全套材质（一般是橡胶）过敏的人不宜使用。

安全套的使用步骤

1　取出前，核对生产日期及保质期。

2　洗手后，拿出一个安全套，将袋内的安全套挤到一侧，用手指沿锯齿处撕开。注意不要使用剪刀、指甲、戒指等尖锐物品打开，以免划破安全套。

3　取出安全套并辨认正反面。安全套一次使用一只。如果戴反，需要更换新的安全套，以避免怀孕。

4　捏住储精囊排出空气后，戴至勃起的阴茎根部。

5　在阴茎射精后但未完全疲软前，连同安全套按住阴茎根部从对方体内拔出。注意并不是每次发生性行为都会射精。

6　取下安全套，检查精液无泄漏后，用卫生纸包好，扔在垃圾桶中。

不安全的避孕方法 🔍

安全期

- 通过测算排卵期来避孕的方法。

- 女性每月在排卵期的前 5 天和后 2 天是最易怀孕的，这段时期之外则属于安全期。如月经周期稳定，从下次月经来临的第一天往前推 14 天是排卵日，在此日的前 5 天和后 2 天属于危险期，即容易怀孕期。除此之外的日期可以被看作安全期。在安全期发生性行为可减小怀孕的风险。

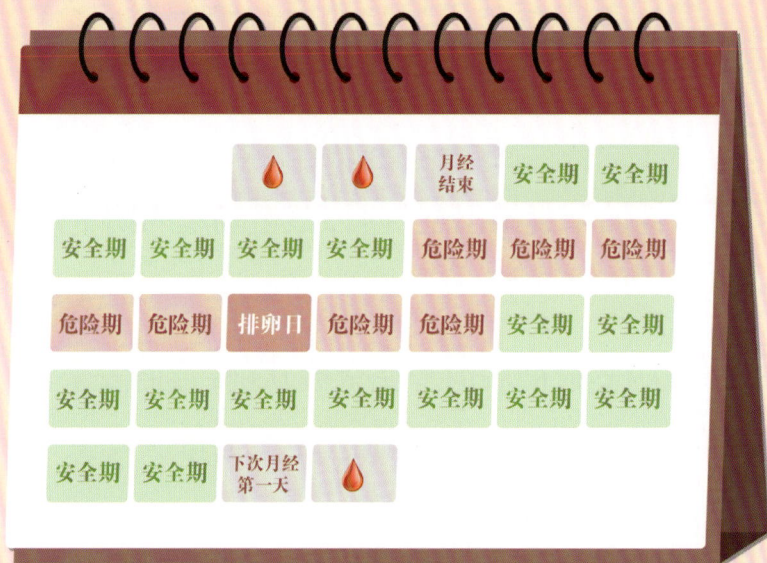

		月经结束	安全期	安全期		
安全期	安全期	安全期	安全期	危险期	危险期	危险期
危险期	危险期	排卵日	危险期	危险期	安全期	安全期
安全期	安全期	安全期	安全期	安全期	安全期	安全期
安全期	安全期	下次月经第一天				

- 许多女性特别是年轻女性的月经期不规律，且易受各类因素干扰。此外，少数情况下女性会因为性刺激而突然排卵。所以，安全期并非可靠的避孕方法，不建议采用。

体外射精

- 在性行为中，男性在即将射精时，将阴茎抽出，使精液射在女性体外的一种方式。

- 体外射精的失败率非常高，因为在射精前，阴茎已经分泌了少量含有精子的体液，可能导致怀孕。同时，体外射精很难准确把握时机，很多男性在即将达到性高潮时，不能及时将阴茎从阴道内抽出，以致最初射出的精液排入女性的阴道内，而这部分精液中的精子数量最多，容易导致怀孕。

非常规的避孕方法

紧急避孕药

- 如果已经发生无保护性行为或避孕失败，如安全套破损、短效避孕药漏服等，应在性行为后 72 小时内，按说明书服用紧急避孕药，服药越及时效果越好。紧急避孕药只对当次无保护性行为有效，再次发生无保护性行为或避孕失败，必须另外服药。

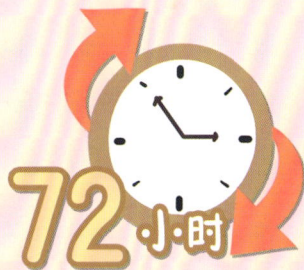

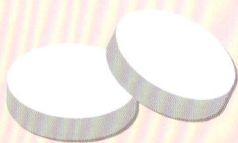

72 小时

- 紧急避孕药激素含量较大，只能作为事后补救措施，不可当作常规的避孕方法，否则可能导致内分泌紊乱等问题。

如何选择避孕方法

- 安全套、短效口服避孕药都是常规的避孕方法。

- 可以考虑同时采取安全套和另外一种避孕方法进行双重保护。

- 其他避孕方法包括宫内节育器、皮下埋植、避孕针、避孕贴、子宫帽、杀精剂等，使用前都应当仔细阅读说明书并咨询医生。

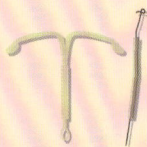 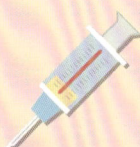 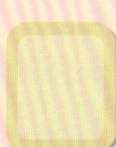 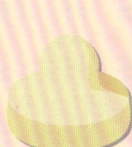 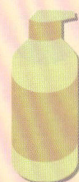

宫内节育器　皮下埋植　避孕针　避孕贴　子宫帽　杀精剂

关于流产

流产主要分为自然流产和人工流产两种。自然流产发病机理较为复杂，可由多种原因导致。

人工流产主要分为药物流产与手术流产两种。

药物流产一般在怀孕后 7 周内进行，手术流产适宜在怀孕后 10 周内进行。14 周以上需要进行引产。怀孕时间越久，引产风险越大。

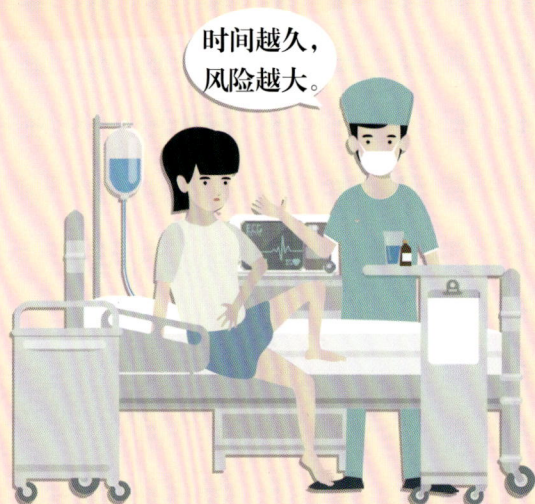

时间越久，风险越大。

3 分钟梦幻无痛？都是骗人的

不同的人、不同的情况应当采用不同的流产方式，但都必须到正规医疗机构进行。私自进行药物流产或在不正规诊所进行手术流产十分危险，甚至可能危及生命。

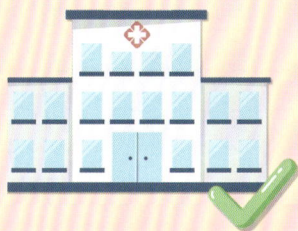

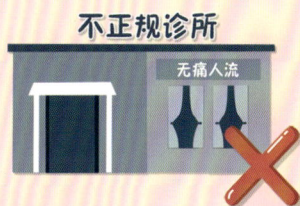

不正规诊所

无痛人流

药物流产方式没有侵入性，可减少对子宫的损害，但可能会造成流产不彻底。因此必须在医生指导下进行。

做好避孕措施才是明智之举啊！

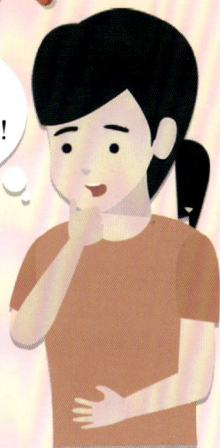

人工流产对女性生理和心理都会造成一定危害。例如，可能造成子宫内膜异位、习惯性流产、不孕不育，以及各类妇科炎症等。同时，还可能带来一系列经济、社会压力。因此，如果没有生育计划，发生性行为前做好避孕措施才是明智的选择。

流产手术后两周内避免剧烈运动，两周内或阴道出血未净前禁止盆浴，但应每日清洗外阴，如有阴道多量出血、发热、腹痛等异常情况，要随时就诊。一般 1 个月内复诊一次；1 个月后或月经复潮后方可重新开始性生活，性生活期间一定要注意避孕，以免再次意外怀孕。

不要害怕求助

减少意外怀孕和流产，不应当以恐吓或辱骂女性为手段，而应当通过不断完善性教育与避孕教育进行。对于流产的女性，也不应当羞辱或指责。

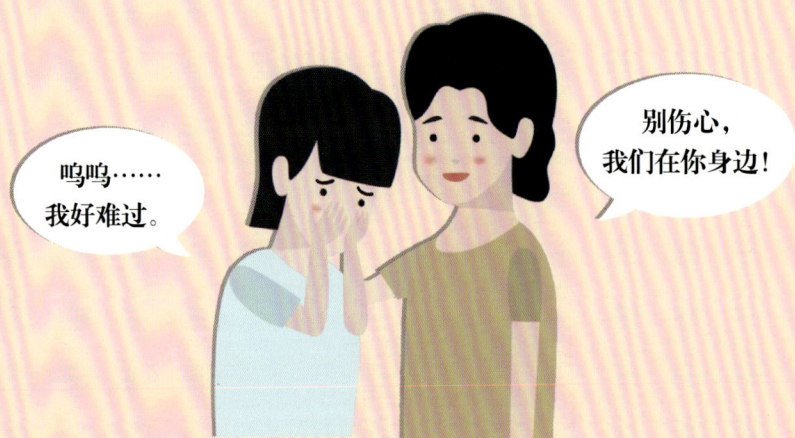

呜呜……
我好难过。

别伤心，
我们在你身边！

青少年发生意外怀孕，如果需要流产，应当与家人及时沟通，以获得经济、情感、精神上的支持，也可以向其他值得信赖的人或专业的援助机构求助。

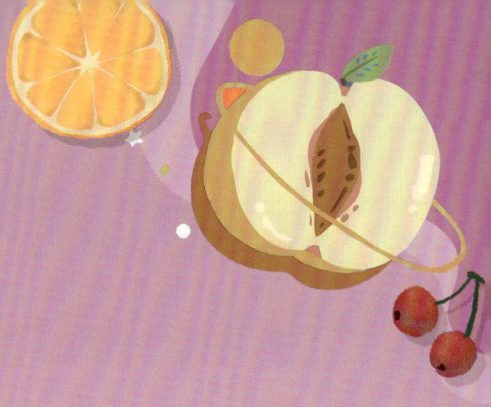

第七节

预防性传播疾病

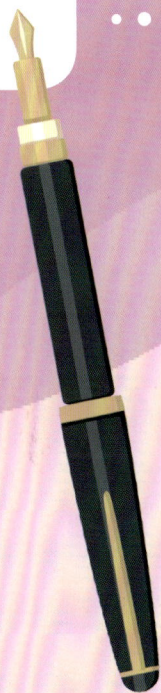

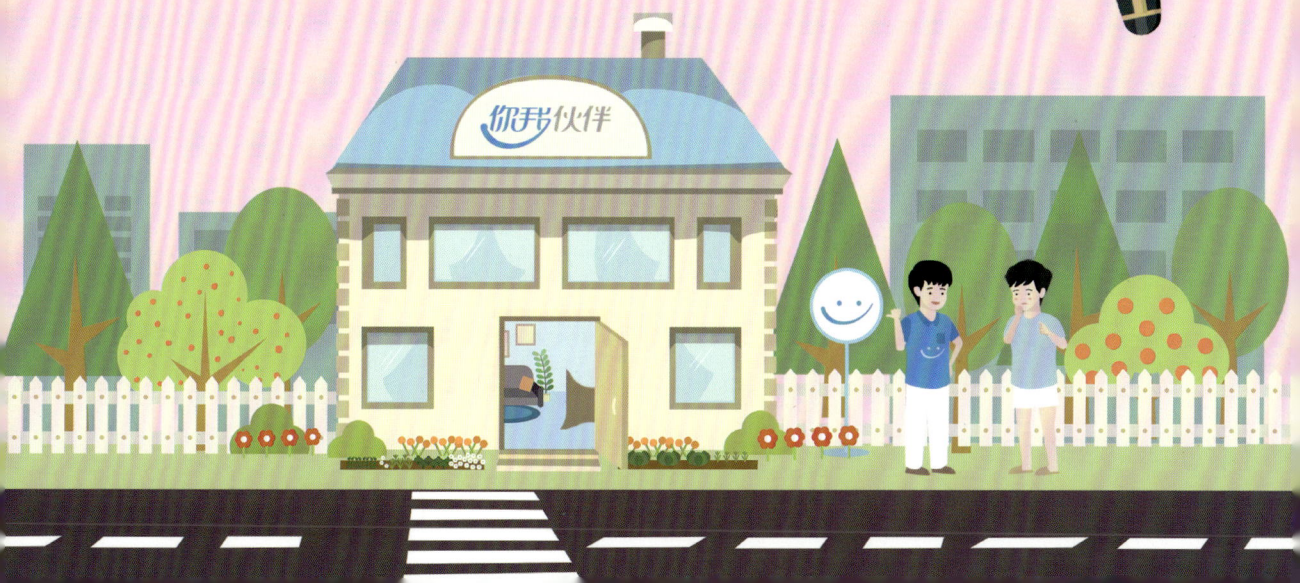

什么是性传播疾病

性传播疾病简称"性病"，可通过性行为、外生殖器官的接触、母婴、血液、医源性感染、被污染的衣物或毛巾等途径传播。

感染性病和个人不安全行为有关，跟职业、身份、性别及性倾向等无关，每个人都应当认识到自己有可能和性病发生联系，所以应当做好安全预防，如有感染应当及时治疗。

如何预防性传播疾病

性传播途径

坚持安全的性行为，全程正确使用质量合格的安全套。避免发生无保护的插入性性行为，如阴道交、肛交和口交等。养成发生无保护性行为后及时检测、定期检测性病的习惯。即使坚持使用安全套，生殖器官接触也有可能传播某些性病，因此及时发现异常症状并及时就医非常重要。

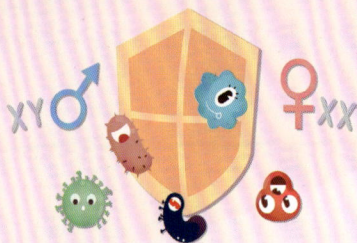

血液传播途径

（如乙型肝炎、艾滋病）

避免可能发生血液传播的行为，如共用针具（包括注射吸毒）、输入未经检测的血液和血液制品等。

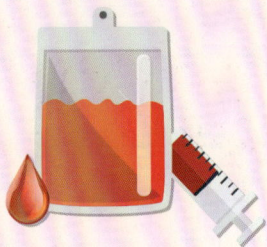

母婴传播途径

（如梅毒、淋病、乙型肝炎、艾滋病）

如果计划怀孕，应当先进行全面的健康检测，以预防母婴传播疾病。怀孕后，应及时进行孕期检查，以便发现疾病及时进行治疗或实施母婴阻断。有生育计划的女性如果是 HIV 感染者，及时进行规范的母婴阻断，效果会很好。

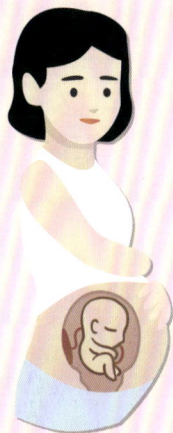

其他途径

前往正规医院就诊，尽量不去资质不足的医疗机构就医，避免因诊疗措施不当造成感染。此外，注意宾馆卫生条件，建议使用自带的毛巾、浴巾等。

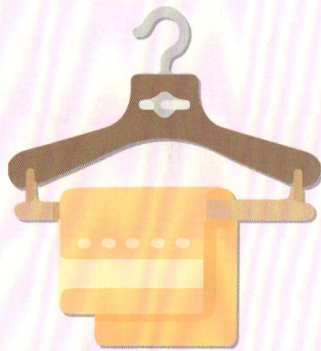

信医不信巫

出现性传播感染时，应当到正规医院的妇科、男科或皮肤性病科就诊。不要自行购买药物治疗，以及到不正规的医院或诊所诊治。越早诊断、治疗，效果越好。确定本人患有某种性传播疾病后，应该向医生咨询伴侣是否也需要进行检查、治疗，并及时告知伴侣。

一旦发生了风险行为，不管身体有没有出现疾病症状，都应当到正规医院就医检测。部分疾病从感染到发病需要一定的时间。在某些情况下，性传播疾病早期可能没有症状，如果后期疾病加重，身体出现并发症时才重视，这样很可能耽误治疗。同时，因为早期没有症状，又没有及时检测，感染者或患者不知情，这时发生性行为，容易将病原体传播给其他人。

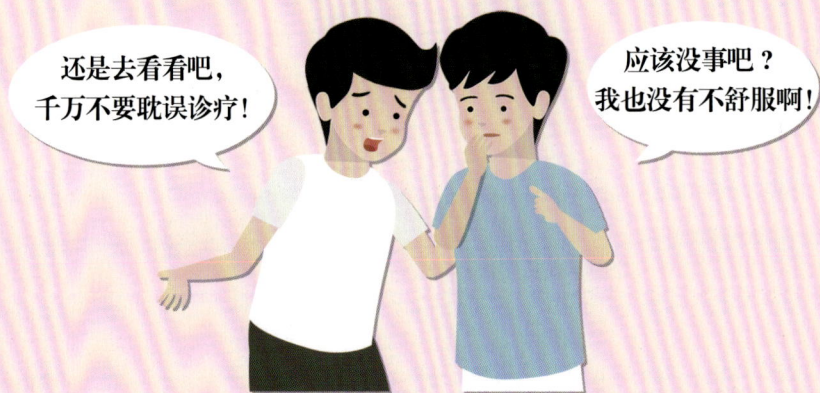

还是去看看吧，千万不要耽误诊疗！

应该没事吧？我也没有不舒服啊！

不要因为害羞或害怕而推迟就诊或者不就诊，也不要自行购买药物治疗，更不能找游医诊治。到医院就诊后，应遵从医嘱治疗，不可因为症状一时减轻而擅自停药或减量。

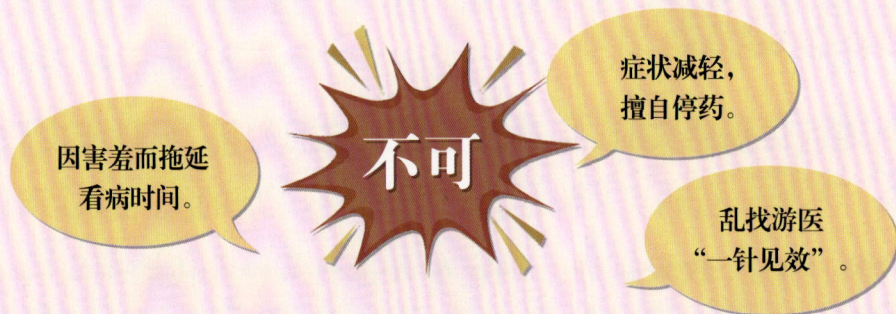

症状减轻，擅自停药。

不可

因害羞而拖延看病时间。

乱找游医"一针见效"。

有的性病通过坚持规范治疗可以很快痊愈,如淋病和梅毒。有的性病虽不能治愈,但可以通过药物或其他治疗手段使症状减轻或消失,或者消除对正常生活的影响,如艾滋病、尖锐湿疣和生殖器疱疹。

艾滋病到底是什么

艾滋病全称为获得性免疫缺陷综合征,英文简称为"AIDS"。

人类免疫缺陷病毒英文简称为"HIV"。

HIV 侵犯免疫系统,会让人逐渐丧失抵御疾病的能力,艾滋病晚期可能因出现严重感染、恶性肿瘤而导致死亡。

日常生活接触不会传播艾滋病

通过性传播的高危行为主要为无保护的插入性性行为,包括阴道交、肛交和口交。

通过血液传播的高危行为包括与他人共用注射器或共用其他可刺破皮肤的器械,以及使用未经检测的血液或血制品。

通过母婴传播的高危行为主要是感染了 HIV 的女性将艾滋病传染给孩子。感染了 HIV 的妇女,在怀孕、分娩和哺乳阶段,如果没有采取任何母婴阻断措施,有约 30% 的概率传染给孩子。

HIV
三种传播途径

性传播

血液传播

母婴传播

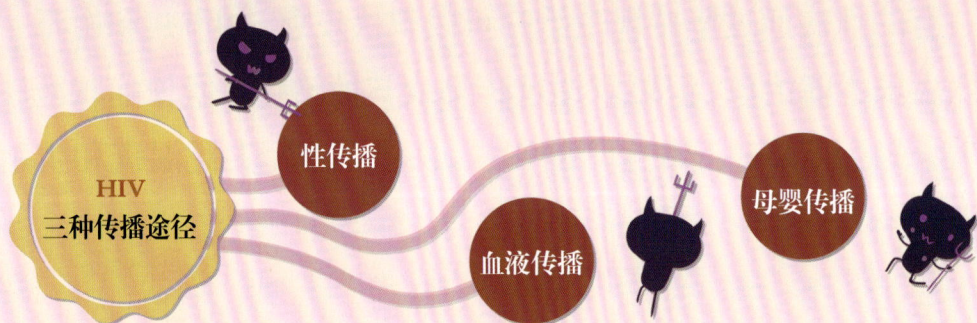

HIV 在 5 种体液中含量较高并具有传播性：血液、精液、阴道分泌物、乳汁、伤口渗出液。HIV 在其他体液中含量较少，不具有传染性。日常生活接触无法交换这 5 种体液，所以不会传播 HIV。

日常生活接触不用担心哦。

病毒只有在人体内才能生存，一旦离开人体就会很快失去活性。因此，干涸的血液、精液等不具有传染性。

与 HIV 感染者或艾滋病病人共用浴室、共用马桶、共同进餐、亲吻，以及蚊虫叮咬等日常接触不会感染艾滋病。

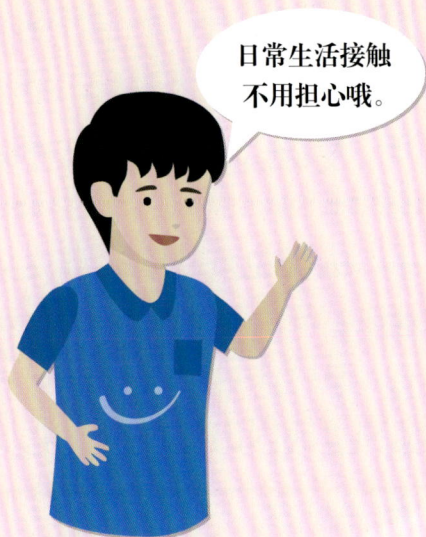

你知道如何检测艾滋病吗

只有通过检测才能判断一个人是否感染了 HIV，不能通过外表或感觉来判断。

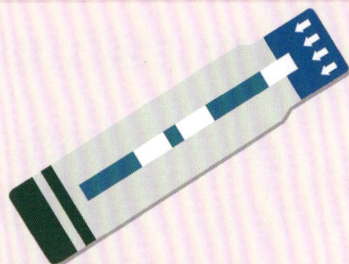

HIV 检测试纸

各地疾病预防控制中心都提供免费的 HIV 检测和咨询服务；一些医院有收费的检测服务；各地民间组织提供检测和咨询服务，多为免费。

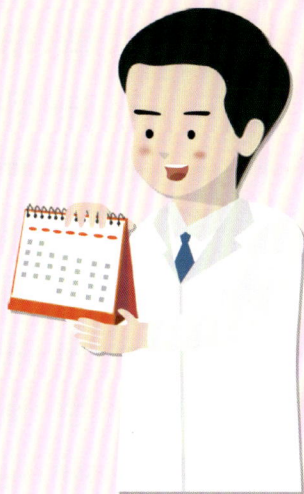

> 如果发生高危行为，一定要尽快检测并及时复查

从人体感染 HIV 到血液中检测到病毒核酸、抗原或抗体，这段时间称为"窗口期"。不同感染者的窗口期长短存在差异。一般情况下，HIV 抗体检测的窗口期约为 3 周，病毒抗原和抗体联合检测的窗口期约为 2 周，病毒核酸检测的窗口期约为 1 周。因此，发生高危行为后进行艾滋病检测，如果结果为阴性，可能是处于"窗口期"，建议在 3 周后再进行一次检测。

使用快速检测试纸检测指尖血或者口腔黏膜，在发生高危行为的 4 周后就可以有效检测。如果选择使用快速检测试纸，不推荐在家中自行快速检测，应当前往经过专门培训的公益组织或疾病预防控制中心检测。快速检测虽然出结果快，但是其准确性相对较低，可以同时使用两个试纸对比。快速检测后不管结果如何，都要去疾病预防控制中心复查，通常复查时间为高危行为 3 个月后。

有过高危行为的人应及时检测，鼓励定期检测。

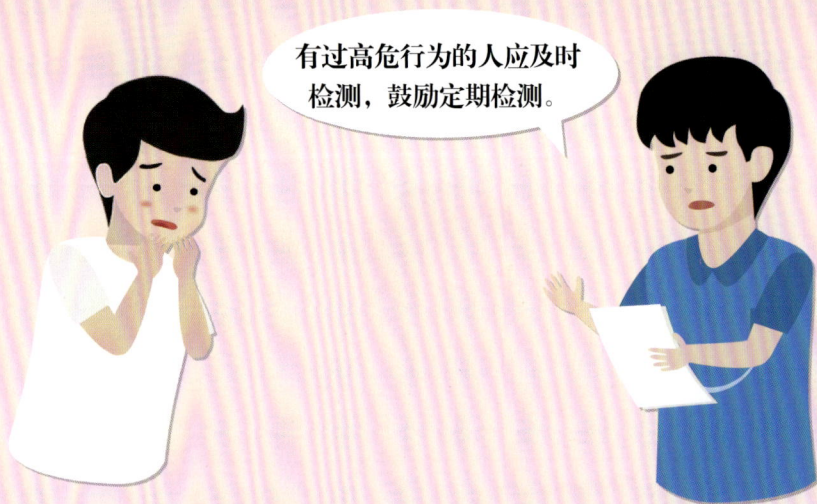

在现有医疗条件下，艾滋病不能完全治愈，但是通过规范的抗病毒治疗，可以控制病情进展。如果及时发现并规范治疗，可使艾滋病感染者体内的病毒持续保持检测不出的水平。

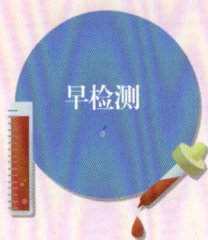

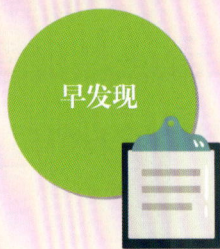

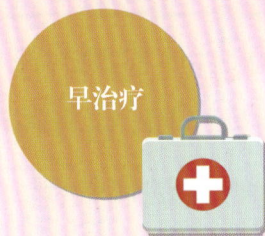

早检测

早发现

早治疗

第八节

做负责任的决定

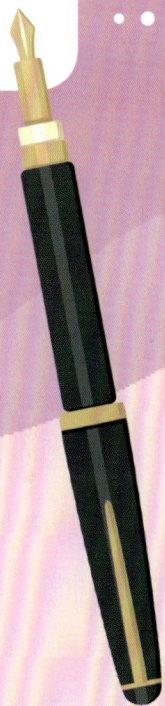

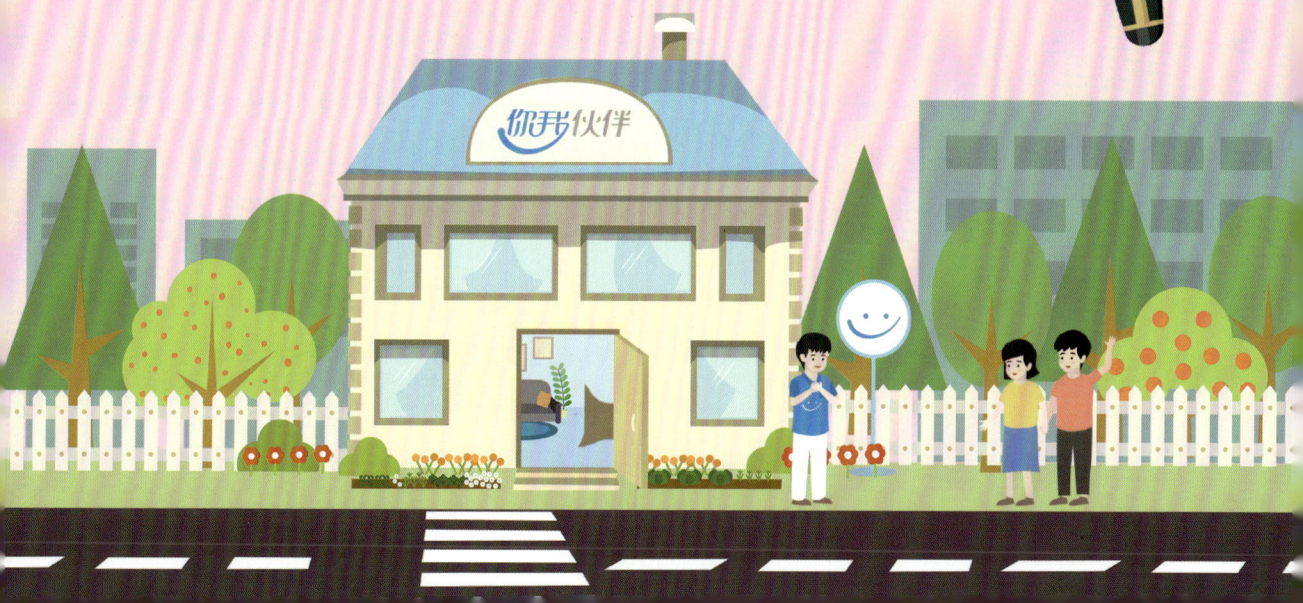

这样的行为不可以

《中华人民共和国刑法》第二百三十六条规定：以暴力、胁迫或者其他手段强奸妇女的，处三年以上十年以下有期徒刑。奸淫不满十四周岁的幼女的，以强奸论，从重处罚。

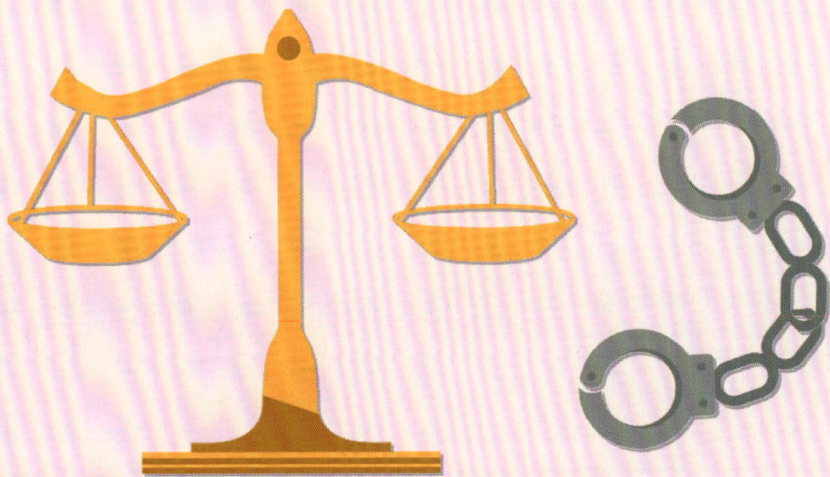

愉悦的性行为取决于双方的意愿、情感、沟通等因素。自愿是判断是否可以发生性行为的重要原则。每个人在每一分每一秒都拥有拒绝的权利。在自愿、不影响他人和无伤害（意外怀孕、疾病或精神暴力等）的情况下，应当尊重每个人在性行为上的选择和偏好。违背他人意愿或对儿童产生性偏好，违背了自愿、无伤害原则，属于违法犯罪行为。对他人实施性骚扰，猥亵他人，或者在公共场合暴露外生殖器官等行为，都是违法的。

安全技能大考验

协商和沟通是保证安全性行为的前提。了解自己和对方的性与生殖健康情况、养成定期进行生殖健康体检习惯，了解伴侣的安全性行为意识和行为习惯，并在此基础上协商安全性行为。如果对方没有使用安全套的习惯并且不愿意使用，应当充分评估后果后，再慎重决定是否发生性关系。

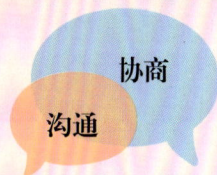

成年以后，当面对与性相关的行为选择时，建议充分了解行为可能带来的积极与消极的结果后，再谨慎做出决定。如果决定发生性行为，在行为发生前，应当了解相关的安全措施以及应对意外的办法，并及时采用，以避免可能出现的风险。如果发生意外，要能够正确应对，必要时要及时向值得信赖的人或机构求助。

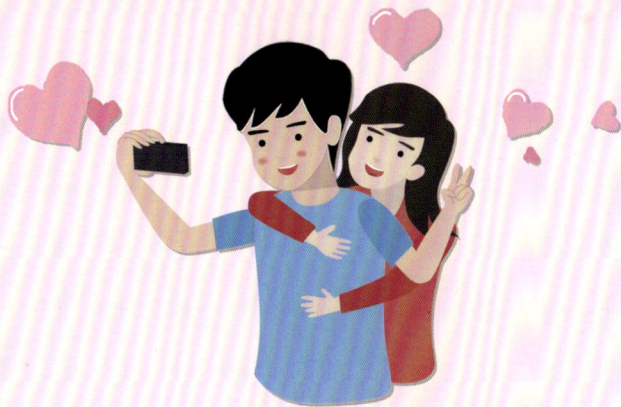

在面对表白、恋爱、发生性行为等情况时，人们有权做出决定，但应当是安全的、对自己和他人负责的。对于未成年人，或者还不能做出安全、负责决定的人，建议及时和家长或监护人、老师进行沟通。

所作出的决定应当得到伴侣的认可和尊重，且做决定时头脑要保持清醒，不应受酒精或药物影响。

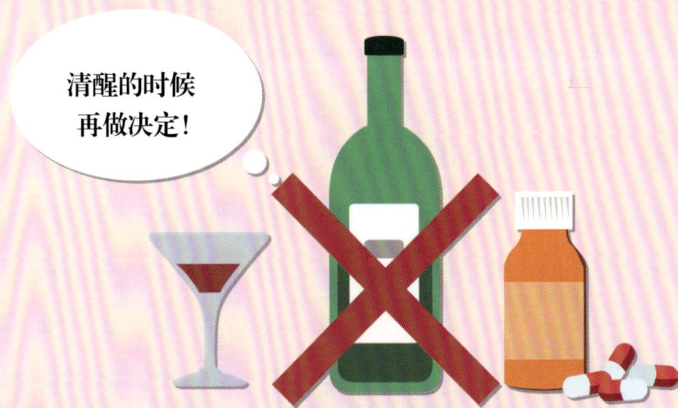

清醒的时候
再做决定！

安全性行为是指可以减少性传播感染或性传播疾病（如艾滋病、梅毒、淋病等）以及意外怀孕等风险的行为。例如，自慰、没有体液交换的性活动（如爱抚、触摸等）；避免接触他人体液的性行为；全程正确使用合格的安全套的性行为等。

体液即人体内所含的液体，包括血液、精液、阴道分泌液等。对所有可能发生体液交换的性行为，都应当采取有效的保护措施。

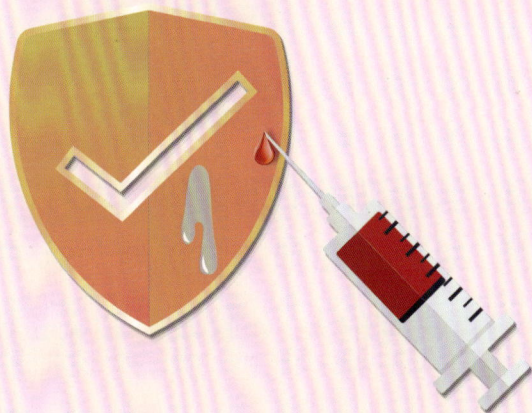

拒绝谣言，了解真相

一般情况下，男性达到完全性唤起的时间比女性短，女性需要更长的性唤起时间。但男性有不应期的存在，一段时间内难以再次勃起和射精，而女性不存在不应期。

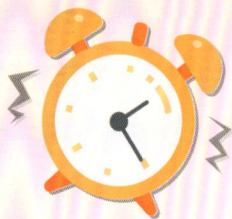

阴道瓣，即阴道口附近的一层黏膜组织，也就是俗称的"处女膜"。女性的阴道瓣大小和形状各不相同，大多数不影响月经流出，极少数完全封闭的情况需要就医。有些女性先天没有阴道瓣。骑马、骑车、跳高、武术等剧烈运动，以及自慰等都可能造成阴道瓣的"破裂"。阴道瓣"破裂"时有的人会感到疼痛，有的人没有明显感觉。

第一次会流血吗？
不一定！

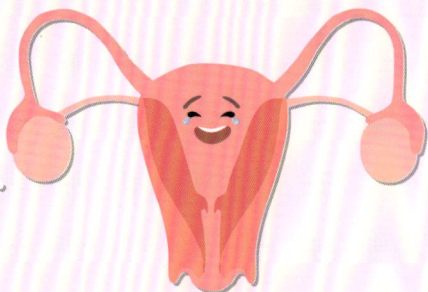

大多数成年女性第一次阴道性交时出血、不出血都是可能发生的情况。女性第一次性交会感到非常疼痛，很多是由心理因素引起的。绝大多数人在第一次发生性行为时都有紧张、害怕等情绪，会引起身体的排斥反应，阴道对异物不适或撑开会造成相应的感觉。第一次性行为也有导致怀孕的可能性，应当采取避孕措施。

性行为的频率和持续时间没有标准范围，如同自慰频率没有标准一样。愉悦的性行为取决于双方的意愿、情感、沟通等因素。

不论男性还是女性，性器官和乳头的颜色是自然的色素沉着，和激素水平相关，与性经验无关。

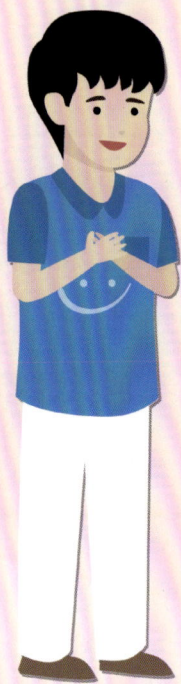

要对自己有信心！

体态（高矮胖瘦）、生殖器官形态（阴茎的长短粗细、阴唇的颜色及厚度）和性能力之间没有必然联系。

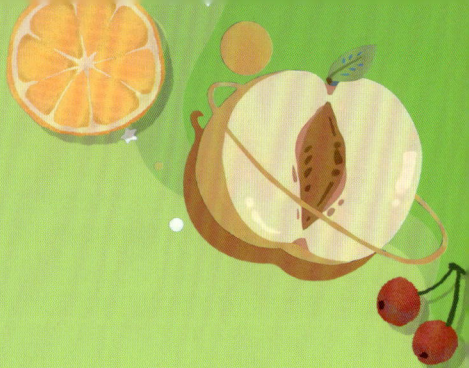

第九节

预防性暴力

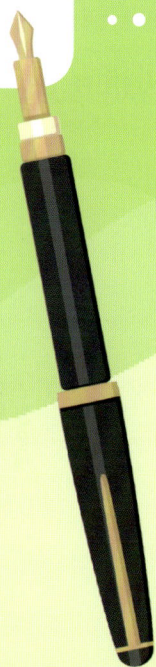

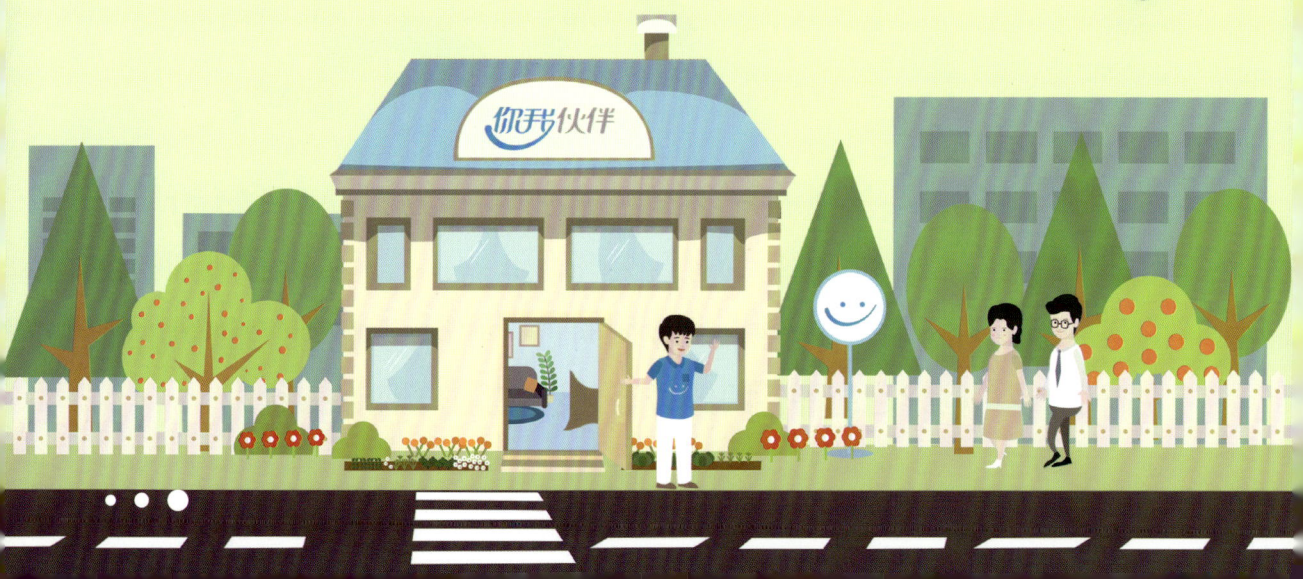

睁大眼睛看清楚

性暴力包括广泛的行为，例如在恋爱、婚姻关系中，或在陌生关系中，带有强迫性质的性行为（包括强奸）；不受欢迎的、带有性意味的评论或攻击；生活或工作场景中发生的性骚扰和性侵害；对儿童进行性虐待；强迫妇女卖淫；拐卖妇女和儿童；强迫早婚等。

性暴力可以发生在任何性别、年龄、经济水平的人身上，也可以发生在任何时间、地点以及任何类型的亲密关系中。陌生人、熟人都可能是施暴者，情侣和亲人之间也可能发生性暴力。

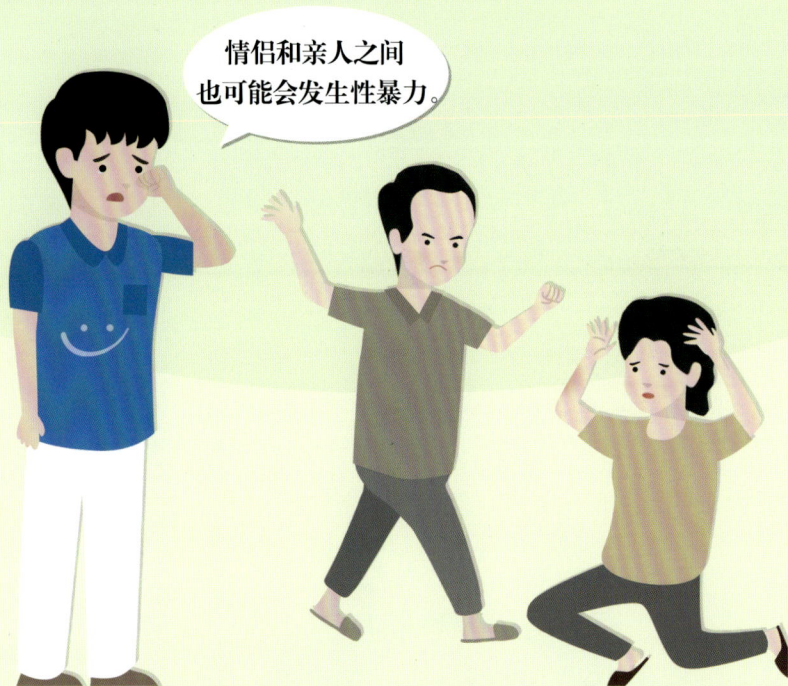

情侣和亲人之间也可能会发生性暴力。

性暴力的核心是施暴者的态度、言语或行为使他人感到不舒服。对他人的身材、长相或性行为进行公开评价；在公开场所说不合时宜的与性有关的笑话；针对他人的性倾向进行辱骂，以性别气质为由孤立同学，或给同学起侮辱性的绰号等，这些都属于性暴力行为。

对不良习俗说"不"

　　社会文化有可能纵容甚至鼓励某些类型的性暴力，例如"酒桌文化"中对女性的评头论足，一些恋爱文章中提到"女性总是口是心非"，并鼓励男性强迫女性发生亲密关系等。

　　需要注意的是，并不是所有令人感到"不舒服"的感觉都是由性暴力所导致的。每个人的成长背景、受教育程度等不同，对人际交往中产生的矛盾冲突、理解和感受也会不同。当他人非恶意的言行令自己感到不舒服时，可以向对方坦诚而严肃地提出，请对方停止相关言行。

　　每个人都享有身体权，即对身体组织的完整和安全享有权利。任何违背个人意愿的，针对身体的行为都是对身体权的侵犯。生殖器官和胸部不能被他人随意触碰，也不能故意向他人暴露。一些人喜欢摸小孩子的头或捏别人的脸，如果事先未征得对方的同意，可能会引起对方的不适，这也是对身体权的侵犯。面对让自己不舒服的身体触碰，无论对方是谁，采取了哪些行为，都可以明确地拒绝。

这只是你的借口而已！

都怪你穿得太暴露。

一个人的穿衣风格或行为，与他人处于亲密关系中或曾经与他人发生过性行为，都不能成为他人对其施加性暴力的借口。没有拒绝并不代表同意。只有明确表示的同意，才能作为一个人认可发生性接触的证明。

阻止性暴力进一步扩大或恶化

• 明确说"不"，无论对方是陌生人、亲人、恋人或配偶，当他们说出令你不舒服的语言或做出让你反感的行为时，可以明确地说出自己的感受，或用肢体动作表示拒绝。

• 如果在表达拒绝之后，对方仍然没有停止性暴力行为，可以向附近的人求助或设法逃脱，也可以拨打信任的人的电话或 110 报警等。

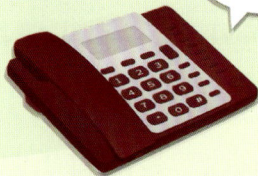

求助

• 如果老师、上级或长辈等处于强势地位的人对你进行骚扰等行为，你感到难以直接表示拒绝，可以请求同学或朋友陪伴，尽量避免与施暴者单独相处。

• 伴侣之间可以约定哪些行为能做、哪些行为不能做。例如约定一些"安全词汇"来表达"不"，当伴侣中的一方说出安全词汇的时候，另一方应立即停止自己的行为。

• 不要轻易接受他人的物品，特别是食品、饮品和药物。

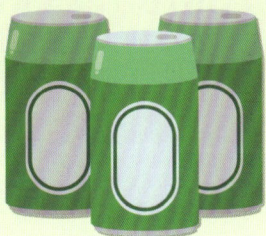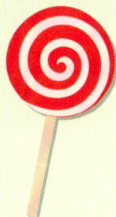

- 发现有陌生人尾随或跟踪时，要设法摆脱。

- 不要随意搭乘陌生人的机动车辆，夜晚不要独自去偏僻的地方。

- 夜晚出门要走大路和有灯光处，防止被暗中袭击。

- 及时告知家人或朋友自己的行踪等。

性暴力发生的原因在于施暴者

施暴者应承担相应的法律责任。有人会错误地质疑或指责受害者的外貌、衣着或行为举止等，这会导致受害者更加痛苦，并可能因此不敢报警。对受害者的质疑、指责，不但不能减少性暴力，反而可能促使性暴力再次发生。

证据

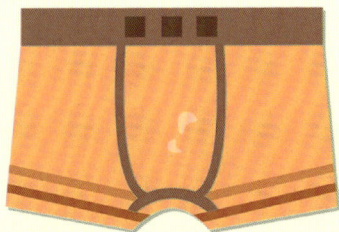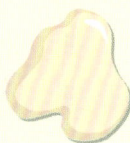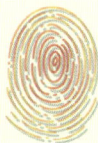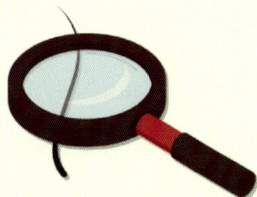

及时收集并保存证据。遭遇性侵害时，应留意施暴者的特征和环境特点，及时收集并保存性侵害的证据，如施暴者遗留的血液、唾液、精液、毛发、指纹、衣物等。回到安全环境后，不要立即洗澡，而应及时就医，检查是否受伤或感染了性传播疾病等。女性如果遭遇强奸，还需要采取紧急避孕干预措施。及时报警可以阻止施暴者持续进行伤害，也可以阻止施暴者去伤害其他人。

这不是他们的错

如果朋友或亲人遭受了性暴力，应给予充分理解和支持。对于是否报警，要充分尊重受害者的选择。需要时，应协助受害者就医、保存证据、寻求专业心理支持等。

第十节

网络社交安全

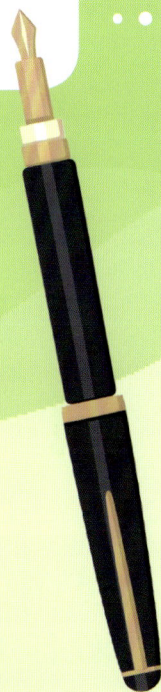

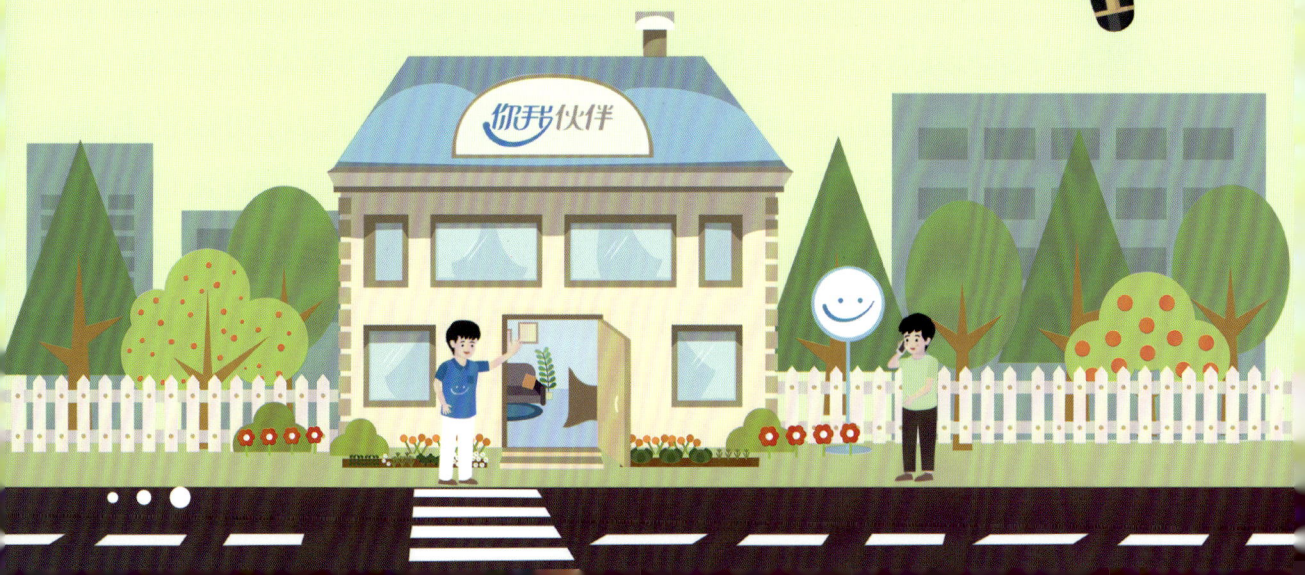

安全使用网络

互联网给日常生活带来很多便利，但也潜藏着安全风险。

青少年可能会在互联网上查阅资料、看视频、玩游戏等，也可能会和人聊天、发送邮件等。在网上与人交流，一定要谨慎，不要和不认识、不信任的人共享私人信息，不要将密码轻易告诉他人，在分享个人信息、照片、视频前一定要慎重考虑，避免信息被他人利用，对自己造成伤害。

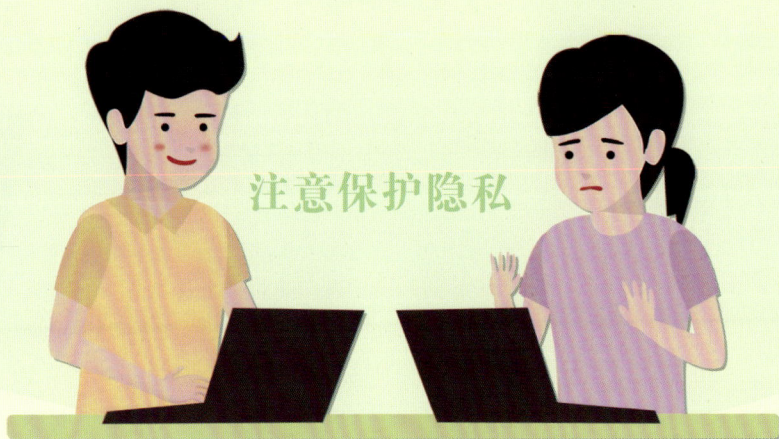

注意保护隐私

一些青少年喜欢网络交友。在网络交友时，要注意保护个人信息，如姓名、电话、家庭住址、身份证、财产信息、私密照片等。要辨别聊天内容的真假，不要盲目相信他人。不要单独和网友线下见面。如果决定和网友见面，最好选择公共场所，不要一个人去，可以带上朋友、家人，或者将自己的确切行踪和见面对象的信息告诉给所信赖的人。在交友过程中，如果感觉不舒服或者不安全，要相信自己的感受，并停止与网友的交流，将具体情况告诉家人或其他信赖的成年人。

预防网络欺凌

通过网站、手机软件、短信、电子邮件等网络媒介，对某人进行在线辱骂、贬低、威胁等，属于网络欺凌。网络欺凌是欺凌的一种。青少年在遭到网络欺凌时，可以忽略、删除带有欺凌性质的消息，不要回复；也可以向家人、老师等值得信赖的成年人求助；还可以保存好证据，及时报警。

要性教育不要色情

很多人可能在不同时期观看过色情物品，包括色情视频、图书等。是否观看色情物品与道德水平无关，对大多数人也不会产生负面影响。但对色情内容的模仿，或从中学习性的知识、态度与行为，很可能给自己和他人带来伤害，例如无保护的性行为，夸张的性高潮表现、暴力行为等。

色情物品中的性与现实生活中的性有很大差异。例如，对性能力、性技巧的夸张描画会引发人们对男性、女性、性行为、性反应以及身体和外貌等不切实际的想法。

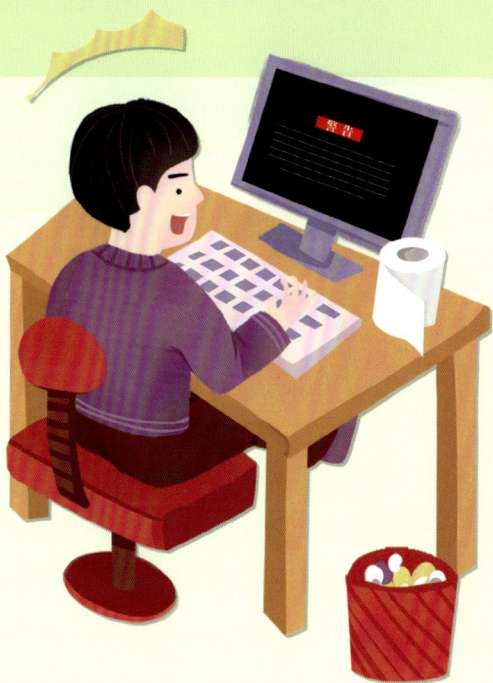

在很多色情物品中，女性常被设定为从属和被动地位，如被迫发生性行为，会造成读者对女性和性行为发生原则的错误认识。而在现实生活中，与性相关的行为，应当在平等自愿、相互尊重的前提下发生。

色情物品聚焦于刺激欲望，但现实中的性需要坦诚地交流、亲密的过程。

沉溺于色情物品可能会提高性唤起的阈值，从而降低对性的欲望和性能力。

违法犯罪将受到惩处

《中华人民共和国刑法》第三百六十四条规定："传播淫秽的书刊、影片、音像、图片或者其他淫秽物品，情节严重的，处二年以下有期徒刑、拘役或者管制。组织播放淫秽的电影、录像等音像制品的，处三年以下有期徒刑、拘役或者管制，并处罚金；情节严重的，处三年以上十年以下有期徒刑，并处罚金。制作、复制淫秽的电影、录像等音像制品组织播放的，依照第二款的规定从重处罚。向不满十八周岁的未成年人传播淫秽物品的，从重处罚。"

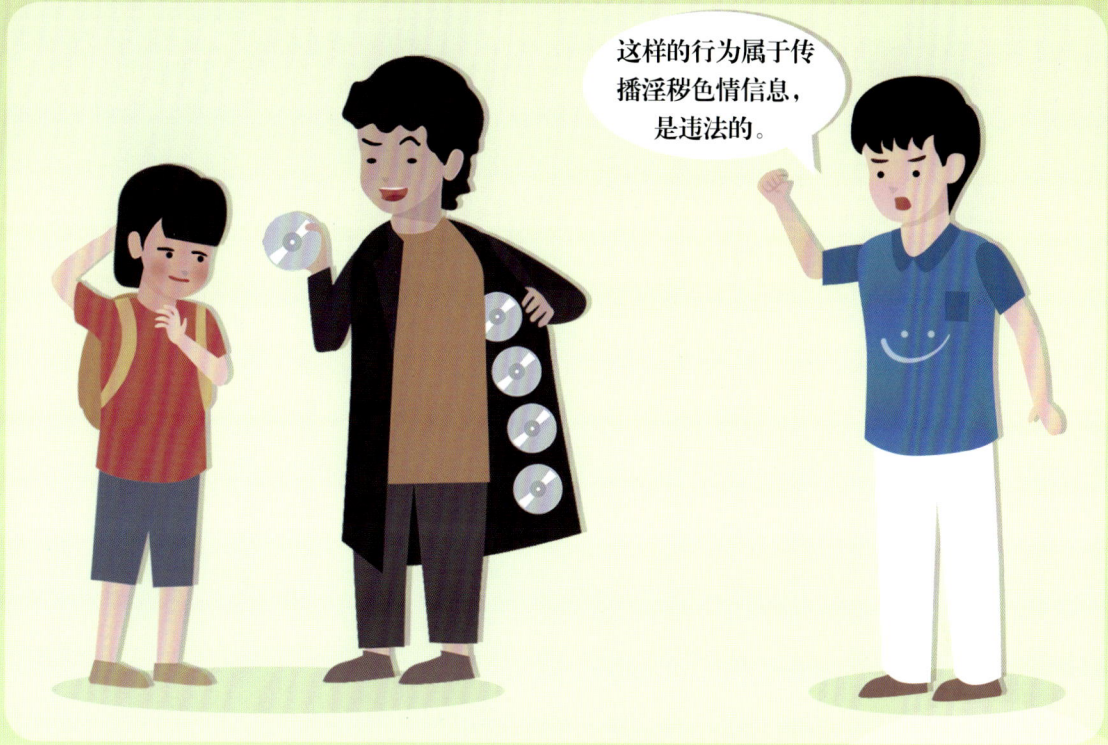

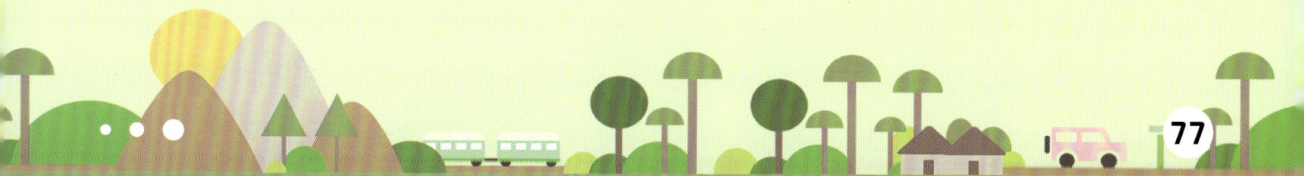